U0278500

北京市惠民医药卫生事业发展基金会 ◎ 组织编写

常见病中成药临床合理使用丛书

眼 科 分册

丛书主编◇张伯礼　高学敏

分册主编◇金　明

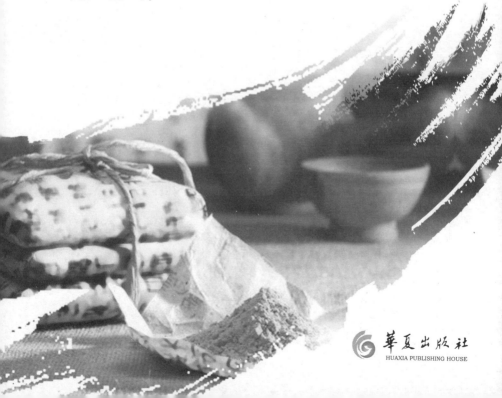

华夏出版社
HUAXIA PUBLISHING HOUSE

常见病中成药临床合理使用丛书
编委会名单

总 策 划　惠鲁生

主　　编　张伯礼　高学敏

专家顾问（以姓氏笔画为序）

　　　　　马　融　冯兴华　安效先　刘清泉

　　　　　孙树椿　肖承悰　李曰庆　李书良

　　　　　李乾构　李博鉴　林　兰　季绍良

　　　　　陈淑长　姜　坤　姜良铎　聂莉芳

　　　　　晁恩祥　钱　英　高建生

编　　委　钟赣生　张德芹　王　淳　王　茜

　　　　　金　轶

《眼科分册》编委会名单

主　编　金　明

编　委（以姓氏音序排列）

李越虹　刘　静　宋　立　韦企平

　　金明　主任医师，教授，博士生导师，中日友好医院眼科副主任，国家中医药管理局学术经验师承工作师承导师。兼任中华中医药学会中医眼科分会主任委员等职务。

　　从事中西医结合眼科临床、教学和科研工作30余年，擅长中西医两种诊治技术治疗眼科疾病，在治疗眼科疑难性疾病方面很有造诣。承担国家级和省部级课题多项，多次获得中华中医药学会科学技术进步奖。培养硕士、博士30余名。发表专业论文80余篇，主编和参编专业著作10余部。

序

  中医药作为我国重要的医疗卫生资源，与西医药优势互补，相互促进，共同维护和增进人民健康，已经成为中国特色医药卫生事业的重要特征和显著优势。中医药临床疗效确切、预防保健作用独特、治疗方式灵活多样、费用较为低廉，具有广泛的群众基础。基层是中医药服务的主阵地，也是中医药赖以生存发展的根基，切实提高城乡基层中医药服务能力和水平，有利于在深化医改中进一步发挥中医药作用，为人民群众提供更加优质的中医药服务。

  近年来，北京市惠民医药卫生事业发展基金会致力于"合理使用中成药"公益宣传活动，继出版《中成药临床合理使用读本》《常见病中成药合理使用百姓须知》之后，又出版《常见病中成药临床合理使用丛书》，旨在针对常见病、多发病，指导基层医务工作者正确使用中成药，并可供西医人员学习使用，以实现辨证用药、安全用药、合理用药。

  相信该丛书的出版发行，有利于促进提升城乡基层中医药服务能力和水平，推动中医药更广泛地进乡村、进社会、进家庭，让中医药更好地为人民健康服务。

王国强

2014 年 2 月 20 日

　　为了配合推进国家医疗制度改革、深入贯彻国家基本药物制度、更好地促进国家基本药物的合理应用，北京市惠民医药卫生事业发展基金会基于"合理使用中成药"公益宣传活动项目，组织编写了《常见病中成药临床合理使用丛书》，该丛书是继《中成药临床合理使用读本》之后的又一力作。《眼科分册》选择了眼科临床的常见病种，包括干眼症、急性结膜炎、单纯疱疹病毒性角膜炎、年龄相关性黄斑变性、视神经萎缩，这些眼病既是临床常见病、多发病，也是中医治疗具有优势的病种，本书编写以精练规范，通俗易读为原则，以西医病名为纲、中医证候为目，其内容包括中医眼病病证概念、病变简要过程或主要临床表现、简要病因病机。在治疗原则方面详细介绍了这些眼病的中成药辨证论治规律和方法，很好地体现了辨病论治与辨证论治相结合的原则。既有传统中医理论的指导，又有现代应用研究的支持，为临床合理使用中成药提供了确切的依据。

　　该书以《国家基本药物目录》、《国家基本医疗保险、工伤保险和生育保险药品目录》及《中华人民共和国药典》的品种为依据，选择具有眼科治疗优势和治疗特色的中成药。每种眼病列出的中成药品种丰富、覆盖面广、兼顾临床常见证型、疗效确切、副作用少，在改善症状和提高视觉功能方面有一定帮助。为便于全面掌握所选中成药的知识，该书详细介绍了各药的处方、功能与主治、用法与用量、注意事项等，还介绍了部分药物的药理毒理、临床报道等内容，并附有常用中成药简表，条目清晰，查阅方便。

该书以临床实用为特点，以安全合理使用中成药为宗旨。针对当前70%的中成药为西医医师所开具的现状，主要面向西医医师和广大基层医务工作者，以西医病名为纲，密切结合临床，详述常见证型及中成药辨证选用规律，将大大提高广大医师学中医药、懂中医药、用中医药的能力。该书的出版将为促进中成药的合理使用、提升患者健康水平、推动中医药事业的发展做出新的贡献！

金明

2014 年 12 月

目录 Contents

干眼症

干眼症是指任何原因引起的泪液质和量或动力学异常导致的泪膜不稳定，并伴有眼部不适症状，导致眼表组织病变为特征的一类疾病的总称。随着人们生存环境的改变，干眼症现已成为眼科临床常见的一种疾病。干眼症的病因复杂，治疗的关键是针对病因综合治疗。现今各种方法大多是通过促进角膜上皮愈合，重建正常的泪膜，恢复眼表的功能。目前干眼症主要的治疗方法为局部滴用人工泪液，其机理是使含有各种多聚物的滴眼液在角膜上皮表面较长时间地黏附，从而延长泪膜破裂时间，改善主观症状。人工泪液在一定程度上能改善症状，但不能改变患者泪液本身的质和量，加之作用持续时间较短，因此只是治标不能治本。且人工泪液也有缺点：一是大多数人工泪液中都含有防腐剂，即使含量很低，长期使用也会导致眼表疾病医源性加重；二是不含防腐剂的人工泪液价格昂贵，需 24 小时随身携带以备使用，有的还需冷藏保存，引起患者依从性的下降。

此外，临床常用的药物如皮质类固醇激素、环孢霉素及其类似物等，虽然能缓解干眼症状，但同时会对身体产生不良反应。方便易操作的泪小管栓塞术，也有因阻塞器引起的各种风险及永久阻断后出现泪溢等其他不可逆损伤的可能。作为眼科近年来治疗干眼症较成熟的颌下腺移植术因需采用显微外科技术在全麻下与颌面外科医师合作开展，故很难普及推广。

总之，目前干眼症的病因病机尚未完全探明，发病机理尚无一种动物模型能全面反映，检测方法有待进一步提高，治疗尚缺乏行之有效的手段。因此找到一种安全有效的干眼症治疗新方法是当前亟待解决的问题。对眼睛创伤性小或无创伤，并能针对病因促进泪腺主动分泌泪液是治疗干眼症的理想方法。祖国传统医学治疗方法重视整体调理，治病求本，具有一定优势。

中医称干眼症为"白涩症"，属"燥症"范畴。肝开窍于目，泪为肝之液，肝肾同源；肾为水之下源，肺为水之上源，脾主运化水湿；因此，本病脏腑病机与肺肝肾关系密切。燥邪损伤气血津液，阴津耗损，气血亏虚不能上荣于目，目失濡养而出现一系列症状。

一、中医病因病机分析及常见证型

中医对干眼症的认识历史悠久，其证候特点有：目珠干涩不舒，瞬目频频，或微畏光，灼热微痒，不耐久视，白睛不赤不肿或有细细赤脉。"白涩症"首见于《原机启微》："不肿不赤，爽快不得，沙涩昏蒙，名曰白涩。""干涩昏花症"首见于《证治准绳·干涩昏花》："目自觉干涩不爽利，而视物昏花也，……目上必有如细细赤脉，及不润泽等病在焉，合眼养光，良久则得泪，略润开则明爽。""神水将枯"首见于《证治准绳·杂病·七窍门》："视珠外神水干涩而不澄润……虽有淫泪盈珠，亦不润泽，视病气色干涩，如蜒蚰唾涎之光。"以上文献虽病名不同，但其描述的症状、体征等都与现代的干眼症类似，同属一类疾病。

　　祖国医学认为人是一个有机整体，各个脏腑器官之间既相互独立又相互联系。中医眼科在此基础上建立了"五轮学说"，强调眼表为标，脏腑为本，宜辨脏腑虚实，治则标本兼顾。《证治准绳·神水将枯》："乃火郁蒸膏泽，故精液不清，而珠不澄润，汁将内竭，虽有淫泪盈珠，亦不润泽。"《证治准绳·干涩昏花》："乃劳瞻竭视，过虑多思，耽酒恣燥之人，不忌房事，致伤神水。"《原机启微》："乃气分隐伏之火，脾肺络湿热，秋天多患此。"这些文献记载提示干眼症的病因病机涉及脏腑阴阳、气血津液、六淫七情等多方面。脏腑功能失调、六淫外侵、七情内郁，均可影响气血津液的生成、输布，从而使目窍受累形成干眼症。辨证应从肺、肝、脾、肾入手，标本兼治，局部治疗与整体调理相结合，才能达到满意的疗效。

　　辨证论治是祖国医学的灵魂，运用整体和辨证的思维往往能取得比较好的疗效。干眼症中心证候可见：自觉干涩、异物感、烧灼感、痒感、畏光、眼红、视物模糊、视力波动、易视疲劳、难以名状的不适、不能耐受有烟尘的环境等，较严重者可见口干、全身皮肤干燥、关节痛。其中眼部干涩感、异物感或磨砂样感最常见，因此，阴津亏虚是导致本病发生的主要原因。其主要病机如下：

　　1．肝经郁滞，肝阴不足，目睛失养，发为本病。

　　2．燥热之邪，内客于肺，燥伤肺阴，肺阴亏虚，不能上润于目，故神水将枯。

　　3．肝肾同源，肝肾阴虚，虚火上炎，灼伤神水，致本病。

　　4．脾气亏虚，水湿运化受阻，阴津不能上润于目，致神水将枯。

　　5．饮食不节，过食辛辣厚味，脾胃蕴结湿热，运化失司，升降失常，清气不能上升，神水不能正常滋润目珠而发为本病。

根据病因的不同及各人脏腑阴阳气血的盛衰，干眼症主要分为以下四个证型：肺阴不足证、脾胃湿热证、脾气亏虚证、肝肾阴虚证。

二、辨证选择中成药

1. 肺阴不足证

【临床表现】眼部干涩明显，甚则畏光自汗，少泪，久视易疲劳，视物不清，白睛赤红，黑睛细点星翳，病势迁延难愈；全身伴有干咳少痰，咽干便秘，烦热；舌薄白少津，脉细无力。

【辨证要点】眼干涩不爽，不耐久视，黑睛可有细点星翳及干咳少痰、咽干便秘等全身症状。

【病机简析】肺阴不足，玄府郁滞，津液不输，目失濡养，故见眼部干涩，视物不清，白睛赤红。因肺之宣降失职，燥伤肺阴，肺热移于大肠，故临床可见干咳少痰、咽干便秘，烦热等症；舌薄白少津，脉细无力俱为佐证。

【治法】生津润燥，清宣肺气。

【辨证选药】养阴清肺丸（膏、颗粒、口服液）、百合固金丸。

2. 脾胃湿热证

【临床表现】眼部干涩隐痛，白睛淡赤，睑内可有小泡样分泌物；全身伴有口黏口臭，大便干燥、小便短赤；苔黄腻，脉濡数。

【辨证要点】眼部白色泡沫样眼眵，口黏口臭，大便干燥，小便短赤。

【病机简析】脾虚湿滞，津液输布不利，升清降浊失司，中焦郁而化热，上蒸目珠口鼻，下移小、大肠，故见眼部干涩隐痛，白睛淡赤，口黏口臭，大便干燥，小便短赤。苔黄腻，脉濡数俱为佐证。

【治法】清利湿热，宣畅气机。

【辨证选药】三仁合剂、归脾丸（合剂、颗粒）。

3. 脾气亏虚证

【临床表现】双目干涩，异物感，眼睑无力，常喜垂闭，精神倦怠，大便溏薄，小便清长；舌淡，脉细弱。

【辨证要点】双目干涩倦怠，眼睑无力，喜闭，大便溏薄，小便清长。

【病机简析】素体虚弱，或劳倦过度，或年老气弱，导致清阳不升，故眼睑无力，常喜垂闭；气虚不能贯目，清阳不能上达，目失所养故双目干涩；气虚中气不足故精神倦怠；气虚失荣，血脉鼓动乏力，则舌淡，脉细弱。

【治法】益气升阳。

【辨证选药】参苓白术散（丸、颗粒、胶囊）、补中益气丸（颗粒、口服液）、四君子丸。

4. 肝肾阴虚证

【临床表现】眼部干涩畏光，视物昏花，双眼频眨，白睛隐隐淡红，久视后诸症加重，黑睛可有细点星翳；全身兼有口干少津，腰膝酸软，头晕耳鸣，夜寐多梦；舌红苔薄，脉细。

【辨证要点】久视后眼部症状加重，口干少津，腰膝酸软，头晕耳鸣，夜寐多梦。

【病机简析】肝失调和，肾气亏虚，泪液分泌不足，目珠失于濡润日久，故见眼部干涩畏光，视物昏花，久视诸症加重。气虚日久必殃阴分，肾精亏损，故临床可见口干少津，腰膝酸软，头晕耳鸣等症，舌红脉细俱为佐证。

【治法】补益肝肾，滋阴养血。

【辨证选药】杞菊地黄丸（胶囊、片、口服液）、明目地黄丸、石斛夜光丸。

三、用药注意

临床选药必须以辨证论治的思想为指导，针对不同证型，选择与其相对证的药物，才能收到较为满意的疗效。另外，患者应随时注意监测体温，出现高热时，用药务必咨询医师；如正在服用其他药品，应当告知医师或药师；还需避风寒，防重感；饮食宜清淡，切忌肥甘油腻食物，以防影响药效的发挥。药品贮藏宜得当，存于阴凉干燥处，药品性状发生改变时禁止服用。药品必须妥善保管，放在儿童不能接触的地方，以防发生意外。儿童若需用药，务请咨询医师，并必须在成人的监护下使用。对于具体药品的饮食禁忌、配伍禁忌、妊娠禁忌、证候禁忌、病证禁忌、特殊体质禁忌、特殊人群禁忌等，各药品内容中均有详细介绍，用药前务必仔细阅读。

附一

常用治疗干眼症的中成药药品介绍

（一）肺阴不足证常用中成药品种

养阴清肺丸（膏、颗粒、口服液）

【处方】地黄、麦冬、玄参、川贝母、白芍、牡丹皮、薄荷、甘草。

【功能与主治】 养阴润燥，清肺利咽。用于阴虚肺燥，咽喉干痛，干咳少痰或痰中带血。也可用于干眼症，辨证为肺阴不足，症见眼部干涩，畏光，少泪，久视易疲劳，黑睛细点星翳，病势迁延难愈等。

【用法与用量】

丸剂：口服。规格（1）大蜜丸，一次1丸；规格（2）水蜜丸，一次6g，一日2次。

煎膏剂：口服。一次10～20ml，一日2～3次。

颗粒剂：口服。规格（1）、（2）一次1袋，一日2次。

口服液：口服。一次10ml，一日2～3次。

【禁忌】 孕妇慎用。

【注意事项】

1．忌烟、酒及辛辣食物。

2．痰湿壅盛患者不宜服用，其表现为痰多黏稠，或稠厚成块。

3．风寒咳嗽者不宜服用，其表现为咳嗽声重，鼻塞流清涕。

4．有支气管扩张、肺脓疡、肺心病的患者及孕妇，应在医师指导下服用。糖尿病患者服用前应向医师咨询。

5．服用3天症状无改善，应去医院就诊。

6．按照用法用量服用，小儿、年老体虚者应在医师指导下服用。

7．长期服用应向医师咨询。

8．药品性状发生改变时禁止服用。

【规格】

丸剂：（1）每丸重9g，（2）每100粒重10g。

煎膏剂：每瓶装（1）50g，（2）150g，（3）80ml，（4）100ml。

颗粒剂：每袋装（1）6g，（2）15g。

口服液：每支装10ml。

【贮藏】密封，置阴凉处。

【药理毒理】养阴清肺口服液中的生地黄、甘草等能促进肾上腺皮质激素的合成和分泌增加，而以脱氢表雄酮为代表的性激素属于肾上腺皮质激素，性激素尤其是雄激素可调节机体及局部的免疫功能，调控泪腺和睑板腺的形态、发育、分化及分泌功能。干眼症发病的主要原因是非感染性的免疫相关的炎症、细胞凋亡和性激素失调，处方中的八味中药能在炎症、细胞凋亡和性激素失调这几方面起调节作用，更好地抑制干眼症的发病过程，改善干眼症状。

百合固金丸

【处方】百合、地黄、熟地黄、麦冬、玄参、川贝母、当归、白芍、桔梗、甘草。

【功能与主治】养阴润肺，化痰止咳。用于肺肾阴虚，燥咳少痰，痰中带血，咽干喉痛。也可用于干眼症，辨证为肺阴不足，症见眼部干涩，畏光，少泪，视物不清，黑睛细点星翳等。

【用法与用量】口服。大蜜丸一次1丸，一日2次。

【禁忌】孕妇慎用。

【注意事项】

1．风寒咳嗽者忌用，表现为咳嗽痰白质稀，可伴有怕冷，鼻流清涕等症。

2．痰热咳嗽者忌用，表现为咳嗽声高气促，痰多色黄，身热面赤，口渴心烦等症。

3．寒湿咳喘者忌用，表现为咳嗽痰多，色白质稀。

4．忌烟、酒及辛辣、生冷、油腻食物。

5．支气管扩张、肺脓疡、肺心病、肺结核患者出现咳嗽时应去医院就诊。

6．有高血压、心脏病、肝病、糖尿病、肾病等慢性病严重者应在医师指导下服用。

7．儿童、孕妇、哺乳期妇女、年老体弱者应在医师指导下服用。

8．服药期间，若患者发热体温超过38.5℃，或出现喘促气急者，或咳嗽加重、痰量明显增多者应去医院就诊。

9．服药7天症状无缓解，应去医院就诊。

10．对该品过敏者禁用，过敏体质者慎用。

11．药品性状发生改变时禁止使用。

【规格】大蜜丸，每丸重9g。

【贮藏】密封，置阴凉处。

【临床报道】周秀等治疗干眼症80例，肺阴不足证治以生津润燥、清宣肺气，方用百合固金汤加减，外感燥邪者加防风、蝉蜕、薄荷、芦根，兼有风寒湿痹者，加桑枝、桂枝、威灵仙、忍冬藤、牛膝，有效率达91.1%[1]。

【参考文献】

[1] 周秀，章洪．辨证论治干眼症80例 [J].浙江中医学院学报，2002，26（3）：40.

（二）脾胃湿热证常用中成药品种

三仁合剂

【处方】苦杏仁、豆蔻、薏苡仁、滑石、淡竹叶、姜半夏、通草、厚朴。

【功能与主治】宣化畅中，清热利湿。用于湿温初起，邪留气分，尚未化燥，暑温夹湿，头痛身重，胸闷不饥，午后身热，舌白不渴。也可用于干眼症，辨证为脾胃湿热，症见眼部干涩隐痛，白睛淡赤等。

【用法与用量】口服。一次 20 ～ 30ml，一日 3 次；儿童酌减。

【禁忌】体质虚弱者及孕妇慎用。

【注意事项】忌食肥甘食物。

【规格】每 1ml 相当于生药 1g，每瓶装 100ml。

【贮藏】密封，置阴凉处。

归脾丸（合剂、颗粒）

【处方】党参、炒白术、炙黄芪、炙甘草、茯苓、制远志、炒酸枣仁、龙眼肉、当归、木香、大枣（去核）。

【功能与主治】益气健脾，养血安神。用于心脾两虚，气短心悸，失眠多梦，头晕头昏，肢倦乏力，食欲不振，崩漏便血。也可用于干眼症，辨证为脾胃湿热，症见眼部干涩，睑内可有小泡样分泌物等。

【用法与用量】

丸剂：用温开水或生姜汤送服。规格（1）大蜜丸，一次 1

丸；规格（2）浓缩丸，一次 8～10 丸；规格（3）水蜜丸，一次 6g；规格（4）、（5）、（6）小蜜丸，一次 9g，一日 3 次。

合剂：口服。一次 10～20ml，一日 3 次，用时摇匀。

颗粒剂：开水冲服。一次 2 袋，一日 3 次。

【禁忌】阴虚火旺者慎用。

【注意事项】宜清淡、易消化饮食，忌辛辣、油腻、生冷食物。

【规格】

丸剂：（1）每丸重 9g，（2）每 8 丸相当于原药材 3g，（3）每袋装 6g，（4）每袋装 9g，（5）每瓶装 60g，（6）每瓶装 120g。

合剂：（1）每支装 10ml，（2）每瓶装 100ml。

颗粒剂：每袋装 3g。

【贮藏】密封。

（三）脾气亏虚证常用中成药品种

参苓白术散（丸、颗粒、胶囊）

【处方】人参、茯苓、白术（炒）、山药、白扁豆（炒）、莲子、薏苡仁（炒）、砂仁、桔梗、甘草。

【功能与主治】补脾胃，益肺气。用于脾胃虚弱，食少便溏，气短咳嗽，肢倦乏力。也可用于干眼症，辨证为脾气亏虚，症见双目干涩、异物感等。

【用法与用量】

散剂：口服。规格（1）、（2）、（3）一次 6～9g，一日 2～3 次。

丸剂：口服。一次 6g，一日 3 次。

颗粒剂：口服。一次 6g，一日 3 次。

胶囊：口服。一次 3 粒，一日 3 次。

【禁忌】孕妇慎用。

【注意事项】

1．忌肥甘油腻等不易消化食物。

2．感冒发热患者不宜服用。

3．泄泻兼有大便不通畅，肛门有下坠感者不宜服用。

4．有高血压、心脏病、肝病、糖尿病、肾病等慢性病严重者应在医师指导下服用。

5．儿童、孕妇、哺乳期妇女应在医师指导下服用。

6．服药 4 周症状无缓解，应去医院就诊。

【规格】

散剂：每袋装（1）3g，（2）6g，（3）9g。

丸剂：每 100 粒重 6g。

颗粒剂：每袋装 6g。

胶囊：每粒装 0.5g。

【贮藏】密闭。

【药理毒理】该药能够影响小肠运动。

·**影响小肠运动** 本品颗粒剂和汤剂均能够显著抑制小肠的推进作用[1]。

【参考文献】

[1] 王光明，王志高 . 参苓白术散配方颗粒与汤剂对脾虚糖尿病小鼠小肠推进运动的影响 [J]. 中国药业，2008，17（16）：25-26.

补中益气丸（颗粒、口服液）

【处方】炙黄芪、党参、炙甘草、炒白术、当归、升麻、柴胡、陈皮。

【功能与主治】补中益气，升阳举陷。用于脾胃虚弱、中气下陷所致的泄泻、脱肛、阴挺，症见体倦乏力、食少腹胀、便溏久泻、肛门下坠或脱肛、子宫脱垂。也可用于干眼症，辨证为脾气亏虚，症见双目干涩，眼睑无力，常喜垂闭等。

【用法与用量】

丸剂：口服。规格（1）大蜜丸，一次1丸，一日2～3次。规格（2）浓缩丸，一次8～10丸，一日3次。规格（3）水丸，一次6g，一日2～3次。

颗粒剂：口服。一次3g，一日2～3次。

口服液：口服。一次1支，一日2～3次。

【禁忌】孕妇慎用。

【注意事项】

1．忌肥甘油腻等不易消化食物。

2．感冒发热患者不宜服用。

3．有高血压、心脏病、肝病、糖尿病、肾病等慢性病严重者应在医师指导下服用。

4．儿童、孕妇、哺乳期妇女应在医师指导下服用。

5．服药4周症状无缓解，应去医院就诊。

【规格】

丸剂：（1）每丸重9g，（2）每8丸相当于原生药3g，（3）每袋装6g。

颗粒剂：每袋装 3g。

口服液：每支装 10ml。

【贮藏】密闭，防潮。

【药理毒理】该药有健脾补肾阳之效。

·健脾、补肾阳 分别给脾虚、肾阳虚型 NIH 小鼠模型饲喂高剂量补中益气丸（3.75g/kg、11.25g/kg），给药体积为 40ml/mg，连续给药 7 天后发现小鼠相应症状减轻，生化指标、免疫学指标得以改善，提示补中益气丸对脾虚和肾阳虚证有一定的治疗作用[1]。

【参考文献】

[1] 佘望贻，卓晖，孟琼.补中益气丸脾肾相关性实验研究 [J].中国医药指南，2008，6（21）：25-26.

四君子丸

【处方】白术、党参、茯苓、炙甘草。

【功能与主治】益气健脾。用于脾胃气虚，胃纳不佳，食少便溏。也可用于干眼症，辨证为脾气亏虚证，症见双目干涩，异物感，眼睑无力，常喜垂闭等。

【用法与用量】口服。一次 1 ～ 2 袋，一日 3 次。

【禁忌】孕妇慎用。

【注意事项】

1．外感或实热内盛者不得服用。

2．忌肥甘油腻等不易消化食物。

3．感冒发热患者不宜服用。

4．有高血压、心脏病、肝病、糖尿病、肾病等慢性病严重者应在医师指导下服用。

5. 儿童、孕妇、哺乳期妇女应在医师指导下服用。

6. 服药4周症状无缓解，应去医院就诊。

【规格】每袋装3g。

【贮藏】密闭，防潮。

（四）肝肾阴虚证常用中成药品种

杞菊地黄丸（胶囊、片、口服液）

【处方】枸杞子、菊花、熟地黄、酒萸肉、牡丹皮、山药、茯苓、泽泻。

【功能与主治】滋肾养肝。用于肝肾阴亏，眩晕耳鸣，羞明畏光，迎风流泪，视物昏花等。

【用法与用量】

丸剂：口服。规格（1）大蜜丸，一次1丸，一日2次。规格（2）浓缩丸，一次8丸，一日3次。规格（3）水蜜丸，一次6g，一日2次。规格（4）、（6）小蜜丸，一次9g，一日2次。规格（5）小蜜丸，一次6g，一日2次。

胶囊：口服。一次5～6粒，一日3次。

片剂：口服。一次3～4片，一日3次。

口服液：口服。一次10ml，一日2次。

【禁忌】孕妇慎用。

【注意事项】

1. 儿童及青年患者应去医院就诊。

2. 脾胃虚寒，大便稀溏者慎用。

3．用药 2 周后症状未改善，应去医院就诊。

4．按照用法用量服用。

5．对本品过敏者禁用，过敏体质者慎用。

6．本品性状发生改变时禁止使用。

7．如正在使用其他药品，使用本品前请咨询医师或药师。

【规格】

丸剂：（1）每丸重 9g，（2）每 8 丸相当于原药材 3g，（3）每袋装 6g，（4）每袋装 9g，（5）每瓶装 60g，（6）每瓶装 120g。

胶囊：每粒装 0.3g。

片剂：片芯重 0.3g。

口服液：每支装 10ml。

【贮藏】 密封，置阴凉处。

【药理毒理】 该药可以改善视网膜病变，并且增强泪膜稳定性。

·改善视网膜病变 本药可降低糖尿病大鼠血浆和视网膜内过氧化物歧化酶（SOD）、谷胱甘太过氧化物酶（GSH-Px）活性，升高丙二醛（MDA）含量；明显改善大鼠视网膜病变，提高抗氧化酶活性，并抑制醛糖还原酶激活[1]。

·增强泪膜稳定性 Chang[2] 等人特别对杞菊地黄丸的现代药理做了研究，发现杞菊地黄丸可以有效增强泪膜稳定性，减缓泪液蒸发，在泪液的质量方面有很明显的提高。同时亦有延长泪膜破裂时间、增加泪液分泌以及促进角膜病变修复等作用。

【临床报道】 使用杞菊地黄丸治疗干眼症 60 例，对照组 60 例使用局部羧甲基纤维素钠滴眼液（人工泪液），治疗 30 天。总有效率：杞菊地黄丸组为 96.70%，人工泪液组为 86.7%（Z=-3.310，P=0.001）[3]。

【参考文献】

[1] 刘国君.杞菊地黄丸对糖尿病视网膜病变的保护作用 [J].河北中医药学报，2012，27（1）：45-46.

[2] Chang YH，Lin H.Li WC.Clinical evaluation of the traditional prescription Qi-Ju-Di-Huang-Wan for dry eye[J].Phytother Res，2005，19（4）：349.

[3] 林秋霞，韦企平.杞菊地黄丸治疗干眼症的临床研究 [J].中国中医眼科杂志，2012，22（3）：172-174.

明目地黄丸

【处方】 熟地黄、酒萸肉、牡丹皮、山药、茯苓、泽泻、枸杞子、菊花、当归、白芍、蒺藜、煅石决明。

【功能与主治】 滋肾，养肝，明目。用于肝肾阴虚，目涩畏光，视物模糊，迎风流泪等。

【用法与用量】 口服。规格（1）大蜜丸，一次1丸，一日2次。规格（2）水蜜丸，一次6g，一日2次。规格（3）小蜜丸，一次9g，一日2次。规格（4）浓缩丸，一次8～10丸，一日3次。

【禁忌】 孕妇慎用。

【注意事项】

1．忌肥甘油腻等不易消化食物。

2．感冒发热患者不宜服用。

3．有高血压、心脏病、肝病、糖尿病、肾病等慢性病严重者应在医师指导下服用。

4．儿童、孕妇、哺乳期妇女应在医师指导下服用。

5．服药2周症状无缓解，应去医院就诊。

【规格】（1）每丸重 9g，（2）每袋装 6g，（3）每袋装 9g，（4）每 8 丸相当于原生药 3g。

【贮藏】密闭，防潮。

石斛夜光丸

【处方】石斛、熟地、枸杞、菟丝子、牛膝、菊花、蒺藜、青葙子、决明子、水牛角浓缩粉等。

【功能与主治】滋阴补肾，清肝明目。用于肝肾两亏，阴虚火旺，内障目暗，视物昏花等。

【用法与用量】口服。一次 1 丸，一日 2 次。

【禁忌】孕妇慎用。

【注意事项】

1．忌肥甘油腻等不易消化食物。

2．感冒发热患者不宜服用。

3．有高血压、心脏病、肝病、糖尿病、肾病等慢性病严重者应在医师指导下服用。

4．儿童、孕妇、哺乳期妇女应在医师指导下服用。

5．服药 2 周症状无缓解，应去医院就诊。

【规格】每丸重 9g。

【贮藏】密闭，防潮。

【临床报道】使用石斛夜光丸合复方血栓通胶囊治疗中心性浆液性脉络膜视网膜病变 40 例，对照组 40 例予以口服地巴唑、肌苷片等。结果显示治疗组疗程短，复发率低，总有效率 95%；对照组总有效率 55%[1]。

【参考文献】

[1] 黄江丽.石斛夜光丸合复方血栓通胶囊治疗中心性浆液性脉络膜视网膜病变 [J].光明中医，2008，23（12）：1934-1935.

附二

治疗干眼症的常用中成药简表

证型	药物名称	功能	主治病证	用法用量	备注
肺阴不足证	养阴清肺丸（膏、颗粒、口服液）	养阴润燥，清肺利咽。	用于阴虚肺燥，咽喉干痛，干咳少痰或痰中带血。也可用于干眼症，辨证为肺阴不足，症见眼部干涩，畏光，少泪，久视易疲劳，黑睛细点星翳，病势迁延难愈等。	丸剂：口服。规格（1）大蜜丸，一次1丸；规格（2）水蜜丸，一次6g，一日2次。煎膏剂：口服。一次10～20ml，一日2～3次。颗粒剂：口服。规格（1）、（2）一次1袋，一日2次。口服液：口服。一次10ml，一日2～3次。	丸剂、煎膏剂、颗粒剂：基药口服液：医保
	百合固金丸	养阴润肺，化痰止咳。	用于肺肾阴虚，燥咳少痰，痰中带血，咽干喉痛。也可用于干眼症，辨证为肺阴不足，症见眼部干涩，畏光，少泪，视物不清，黑睛细点星翳等。	口服。大蜜丸一次1丸，一日2次。	医保
脾胃湿热证	三仁合剂	宣化畅中，清热利湿。	用于湿温初起，邪留气分，尚未化燥，暑温夹湿，头痛身重，胸闷不饥，午后身热，舌白不渴。也可用于干眼症，辨证为脾胃湿热，症见眼部干涩隐痛，白睛淡赤等。	口服。一次20～30ml，一日3次；儿童酌减。	药典

证型	药物名称	功能	主治病证	用法用量	备注
脾胃湿热证	归脾丸（合剂、颗粒）	益气健脾，养血安神。	用于心脾两虚，气短心悸，失眠多梦，头晕头昏，肢倦乏力，食欲不振，崩漏便血。也可用于干眼症，辨证为脾胃湿热，症见眼部干涩，睑内可有小泡样分泌物等。	丸剂：用温开水或生姜汤送服。规格（1）大蜜丸，一次1丸；规格（2）浓缩丸，一次8~10丸；规格（3）水蜜丸，一次6g；规格（4）、（5）、（6）小蜜丸，一次9g，一日3次。合剂：口服。一次10~20ml，一日3次，用时摇匀。颗粒剂：开水冲服。一次2袋，一日3次。	丸剂、合剂：基药，医保，药典颗粒剂：药典，医保
脾气亏虚证	参苓白术散（丸、颗粒、胶囊）	补脾胃，益肺气。	用于脾胃虚弱，食少便溏，气短咳嗽，肢倦乏力。也可用于干眼症，辨证为脾气亏虚，症见双目干涩，异物感等。	散剂：口服。规格（1）、（2）、（3）一次6~9g，一日2~3次。丸剂：口服。一次6g，一日3次。颗粒剂：口服。一次6g，一日3次。胶囊：口服。一次3粒，一日3次	散剂、丸剂、颗粒剂：医保，基药胶囊：医保
脾气亏虚证	补中益气丸（颗粒、口服液）	补中益气，升阳举陷。	用于脾胃虚弱、中气下陷所致的泄泻、脱肛、阴挺，症见体倦乏力、食少腹胀、便溏久泻、肛门下坠或脱肛、子宫脱垂。也可用于干眼症，辨证为脾气亏虚，症见双目干涩、眼睑无力，常喜垂闭等。	丸剂：口服。规格（1）大蜜丸，一次1丸，一日2~3次。规格（2）浓缩丸，一次8~10丸，一日3次。规格（3）水丸，一次6g，一日2~3次。颗粒剂：口服。一次3g，一日2~3次。口服液：口服。一次1支，一日2~3次。	丸剂、颗粒剂：基药，医保口服液：医保
脾气亏虚证	四君子丸	益气健脾。	用于脾胃气虚，胃纳不佳，食少便溏。也可用于干眼症，辨证为脾气亏虚证，症见双目干涩、异物感，眼睑无力，常喜垂闭等。	口服。一次1~2袋，一日3次。	医保

证型	药物名称	功能	主治病证	用法用量	备注
肝肾亏虚证	杞菊地黄丸（胶囊、片、口服液）	滋肾养肝。	用于肝肾阴亏，眩晕耳鸣，羞明畏光，迎风流泪，视物昏花等。	丸剂：口服。规格（1）大蜜丸，一次1丸，一日2次。规格（2）浓缩丸，一次8丸，一日3次。规格（3）水蜜丸，一次6g，一日2次。规格（4）、（6）小蜜丸，一次9g，一日2次。规格（5）小蜜丸，一次6g，一日2次。胶囊：口服。一次5～6粒，一日3次。片剂：口服。一次3～4片，一日3次。口服液：口服。一次10ml，一日2次。	丸剂、胶囊、片剂：医保，基药口服液：医保
	明目地黄丸	滋肾，养肝，明目。	用于肝肾阴虚，目涩畏光，视物模糊，迎风流泪等。	口服。规格（1）大蜜丸，一次1丸，一日2次。规格（2）水蜜丸，一次6g，一日2次。规格（3）小蜜丸，一次9g，一日2次。规格（4）浓缩丸，一次8～10丸，一日3次。	医保，基药
	石斛夜光丸	滋阴补肾，清肝明目。	用于肝肾两亏，阴虚火旺，内障目暗，视物昏花等。	口服。一次1丸，一日2次。	医保

急性结膜炎

结膜是由自眼睑缘间部黏膜开始，覆盖于眼睑后部和眼球前部的一层质地透明的黏膜组织，富含神经和血管。大部分表面暴露于外界，易受外界环境的刺激和微生物感染。正常情况下，结膜具有一定的防御能力，但当防御能力减弱或外界致病因素增强时，将引起结膜组织炎症的发生，其特征是血管扩张、渗出和细胞浸润，这种炎症统称为结膜炎（conjunctivitis），是眼科最常见的疾病。

致病因素可分为微生物和非微生物两类。根据不同来源可分为外源性和内源性，也可因邻近组织炎症蔓延而致。最常见的是微生物感染，包括细菌、病毒、衣原体，偶见真菌和寄生虫感染。物理性刺激（如风沙、烟尘、紫外线等）和化学性损伤（如药品、酸碱或有毒气体等）也可引起结膜炎。还有部分结膜炎是由免疫性病变（过敏性）或全身病（肺结核、梅毒等）引起的。

按病因可分为细菌性、衣原体性、病毒性和免疫相关性结膜炎。按病程可分为超急性、急性或亚急性、慢性结膜炎。一般而言，病程少于3周者为急性结膜炎，而超过3周者为慢性结膜炎。按结膜病理反应的主要形态，可分为乳头性、滤泡性、膜性、瘢痕性和肉芽肿性结膜炎。

结膜炎的症状有异物感、烧灼感、痒、流泪等。当角膜受累时，可出现疼痛和畏光。

不同的病因可产生性质和程度不同的损伤及组织反应，从而有不同的临床表现。重要的体征有结膜充血、渗出物、乳头增生、结膜水肿、滤泡、假膜和真膜、肉芽肿、假性上睑下垂、耳前淋巴结肿大等。

如急性细菌性结膜炎又称急性卡他性结膜炎，俗称"红眼病"。多见于春、夏、秋季节，可散发感染，也可流行于学校、工厂等集体生活场所。发病急，潜伏期 1～3 日，两眼同时或间隔 1～2 日发病。发病 3～4 日病情达到高潮，以后逐渐减轻。临床上主要表现为显著的结膜充血、黏液或黏脓性结膜分泌物。由于分泌物多，常使上下睫毛粘在一起，早晨起床时睁眼困难。在发病早期和高峰期眼内分泌物涂片及细菌分离培养可发现病原菌；结膜刮片可见多形核白细胞增多。现代医学常根据致病菌选择有效的抗生素滴眼液和眼药膏，分泌物多时宜用生理盐水冲洗结膜囊。本病中医称之为"暴风客热"。

又如流行性出血性结膜炎是由 70 型肠道病毒（偶尔由 A24 型柯萨奇病毒）引起的一种暴发流行的自限性眼部传染病，其传染性极强，可大面积迅速流行。潜伏期短，约在 24h 内发病，多为双眼。患者畏光、流泪、眼红、异物感和剧烈眼痛等。眼睑及结膜充血、水肿、滤泡增生明显，同时可见显著的结膜下出血，耳前淋巴结肿大等。眼内分泌物涂片或结膜刮片镜检可见单核细胞增多。现代医学主要以局部治疗为主，如使用干扰素滴眼剂、0.1% 碘苷、0.1% 利巴韦林、4% 吗啉胍、更昔洛韦、阿昔洛韦等眼药水或凝胶。合并细菌感染则加用抗生素治疗。中医称本病为"天行赤眼"。

上述两种疾病均属急性传染性眼科疾病，故必须注意消毒、隔离，避免交叉感染。

一、中医病因病机分析及常见证型

中医认为急性结膜炎主要是由外感风热和外感疫疠之气而猝然发病，分别命名为"暴风客热"和"天行赤眼"。

《素问·太阴阳明论》曰："伤于风者，上先受之。"眼位居高，易受风邪，且风邪善行数变，故中医认为暴风客热乃骤感风热之邪，风热相搏，客留肺经，上犯白睛而发；若素有肺经蕴热，则病症更甚。临床常见风重于热证、热重于风证、风热并重证三种证型。

《银海精微·卷之上》指出："天行赤眼者，谓天地流行毒气，能传染于人。"强调疫疠之气为其外因。故中医认为天行赤眼多因猝感疫疠之气，疫热伤络，或肺胃积热，肺金凌木，侵犯肝经，上攻于目而发病。临床常见初感疬气证和热毒炽盛证。

二、辨证选择中成药

急性结膜炎发病急、发展迅速，具有传染性、流行性，多属实证。

1. 暴风客热

（1）风重于热证

【临床表现】痒涩刺痛，羞明流泪，眵多黏稠，白睛红赤，胞睑微肿；可兼见头痛，鼻塞，恶风；舌质红，苔薄白或微黄，脉浮数。

【辨证要点】白睛红赤，痒涩多眵；舌质红，苔薄白或微黄，脉浮数。

【病机简析】胞睑肿胀，白睛红赤，痒涩刺痛，乃风邪作祟之表现。因主要为风邪外袭，内热不重，故全身症状可见头痛鼻塞，恶风；舌质红，苔薄白或微黄，脉浮数等皆为风重于热证。

【治法】疏风清热。

【辨证选药】可选用明目上清丸（片）、黄连上清丸（颗粒、胶囊、片）、明目蒺藜丸、黄连羊肝丸、熊胆丸（胶囊）。

此类中成药多由黄连、黄芩、栀子、连翘、菊花、荆芥、防风、桔梗等药物组成，有良好的疏风清热的作用。可配伍蒲公英、紫草、丹皮以清热解毒、凉血退赤。

（2）热重于风证

【临床表现】目痛较甚，怕热畏光，眵多黄稠，热泪如汤，胞睑红肿，白睛红赤浮肿；可兼见口渴，尿黄，便秘；舌红，苔黄，脉数。

【辨证要点】白睛红赤浮肿，眵多黄稠；舌红，苔黄，脉数。

【病机简析】火热之邪侵扰于上，兼心肺素有积热，故而局部与全身症状均以实热之证为主，如胞睑及白睛红肿，眵泪胶结，怕热羞明，及口渴溺黄，大便秘结，烦躁不安，脉数苔黄等，皆是热重于风之候。

【治法】清热疏风。

【辨证选药】可选用上清丸（片）、清宁丸、新清宁片（胶囊）。

此类中成药多由黄芩、黄柏、大黄、栀子等药物组成，具有较强的清热散风作用。白睛赤肿浮壅者可配伍桑白皮、桔梗、葶苈子以泻肺利水消肿，配伍生地、丹皮以清热解毒、凉血退赤。

（3）风热并重证

【临床表现】患眼焮热疼痛，刺痒交作，怕热畏光，泪热眵结，白睛赤肿；兼见头痛鼻塞，恶寒发热，口渴思饮，便秘溲赤；舌红，苔黄，脉数。

【辨证要点】患眼焮热疼痛，刺痒交作，白睛赤肿；头痛鼻塞，恶寒发热，口渴思饮，便秘溲赤。

【病机简析】患者平素内热较重，又复感风热之邪，表里交攻，故局部及全身表现风热并重之证。

【治法】疏风清热，表里双解。

【辨证选药】可选用防风通圣丸（颗粒）。

若热毒偏盛，可去麻黄、川芎、当归辛温之品，配伍蒲公英、金银花、野菊花以清热解毒；若刺痒较甚，配伍蔓荆子、蝉蜕祛风止痒。

2. 天行赤眼

（1）初感疠气证

【临床表现】患眼碜涩灼热，羞明流泪，眼眵稀薄，眼睑微红，白睛红赤，点片状溢血；发热头痛，鼻塞，流清涕，耳前颌下可扪及肿核；舌质红，苔薄黄，脉浮数。

【辨证要点】白睛红赤，点片状溢血；舌质红，苔薄黄，脉浮数。

【病机简析】初感疫疠之气，上犯白睛，热伤脉络，致使局部气血亢盛，进而白睛红赤肿痛；其毒邪风重则羞明流泪；热毒盛则生眼眵，碜涩灼热，甚则热迫血络，白睛之血溢于络外。

【治法】疏风清热。

【辨证选药】黄连羊肝丸、银翘解毒丸（颗粒、胶囊、软胶囊、片、合剂、口服液）、双黄连合剂（口服液、颗粒、胶囊、片）、抗病毒片（口服液）、板蓝根颗粒（片）、感冒退热颗粒、清热解毒颗粒（片、胶囊、软胶囊、口服液）。

此类中成药多由金银花、黄芩、连翘、板蓝根等清热解毒药物组成，具有很好的疏散风热，清热解毒的作用。

（2）热毒炽盛证

【临床表现】患眼灼热疼痛，热泪如汤，胞睑红肿，白睛红赤壅肿，弥漫溢血，黑睛星翳；口渴心烦，便秘溲赤；舌红，苔黄，脉数。

【辨证要点】白睛红赤，弥漫溢血，黑睛星翳及口渴心烦，便秘溲赤；舌红，苔黄，脉数。

【病机简析】肺胃素有积热，复感疫疠之气，内外合邪，上攻于目，故病势急速，局部症状较重，可见患眼灼热疼痛，热泪如汤，胞睑红肿，白睛红赤壅肿，弥漫溢血，黑睛星翳；同时又见口渴心烦，便秘溲赤等全身一派里热实证的表现。

【治法】泻火解毒。

【辨证选药】可选用清瘟解毒丸（片）、连花清瘟胶囊（颗粒）、牛黄清胃丸、龙胆泻肝丸（颗粒、胶囊、片）。

此证多属于外感时疫，热毒炽盛，故常选用金银花、连翘、板蓝根、菊花等清热解毒，栀子、黄芩、石膏、珍珠母、大黄清热泻火，赤芍、水牛角、牛黄、玄参清热凉血，从而达到泻火解毒，清热凉血的作用。

三、用药注意

急性结膜炎乃实证、热证，多具有传染性、流行性，故患病期间，患者饮食应清淡，避免进食辛辣刺激食物；严格注意个人卫生和集体卫生、消毒隔离，提倡流水洗手，不用手或衣袖拭眼；发病期间勿到公共场所、泳池等，减少传播机会。

上述治疗的同时均可配合局部滴用中药滴眼液，如鱼腥草眼药水、熊胆眼药水。如症状控制不佳可改用左氧氟沙星、妥布霉素、氧氟沙星、更昔洛韦等滴眼液；还可选用大青叶、金银花、蒲公英、菊花等清热解毒之品，煎汤熏洗患眼。

临床选药应以辨证论治的思想为指导，针对不同证型，选择与其相对证的药物，才能收到较为满意的疗效。对于具体药品的饮食禁忌、配伍禁忌、妊娠禁忌、证候禁忌、病证禁忌、特殊体质禁忌、特殊人群禁忌等，各药品内容中均有详细介绍，用药前务必仔细阅读。

附一

常用治疗急性结膜炎的中成药药品介绍

一、暴风客热

（一）风重于热证常用中成药品种

明目上清丸（片）

【处方】桔梗、熟大黄、天花粉、石膏、麦冬、玄参、栀子、蒺藜、蝉蜕、甘草、陈皮、菊花、车前子、当归、黄芩、赤芍、黄连、枳壳、薄荷脑、连翘、荆芥油。

【功能与主治】清热散风，明目止痛。用于外感风热所致的暴发火眼，红肿作痛，头晕目眩，眼边刺痒，大便燥结，小便黄赤等。

【用法与用量】

丸剂：口服。大蜜丸一次 9g，一日 2 次；水丸一次 1 袋，一日 1 ~ 2 次。

片剂：口服。一次 4 片，一日 2 次。

【禁忌】

1．脾胃虚寒者慎用。

2．孕妇禁用。

【注意事项】

1．忌烟、酒；忌辛辣、燥热、油腻、黏滞食物，宜清淡、易消化饮食。

2．心脏病、肝病、糖尿病、肾病等慢性病患者应在医师指导下服用。

3．服药后大便次数每日 2 ~ 3 次者，应减量；每日 3 次以上者，应停用并向医师咨询。

4．服药 3 天后症状无改善或加重者，应立即停药并去医院就诊。

5．小儿、年老体弱及脾胃虚寒者慎用，若需使用，必须在医师指导下使用。

6．对本品过敏者禁用，过敏体质者慎用。

7．本品性状发生改变时禁止使用。

8．儿童必须在成人监护下使用。

9．请将本品放在儿童不能接触的地方。

10．如正在使用其他药品，使用本品前请咨询医师或药师。

【规格】

丸剂：大蜜丸，每丸重 9g；水丸，每袋装（1）9g，（2）6g。

片剂：素片，每片重 0.6g；薄膜衣片，每片重 0.63g。

【贮藏】 密封，防潮。

黄连上清丸（颗粒、胶囊、片）

【处方】 黄连、栀子（姜制）、连翘、炒蔓荆子、防风、荆芥穗、白芷、黄芩、菊花、薄荷、酒大黄、黄柏（酒炒）、桔梗、川芎、石膏、旋覆花、甘草。

【功能与主治】 散风清热，泻火止痛。用于风热上攻、肺胃热盛所致的头晕目眩、暴发火眼、牙齿疼痛、口舌生疮、咽喉肿痛、耳痛耳鸣、大便秘结、小便短赤。也可用于暴风客热风重于热证，症见痒涩刺痛，羞明流泪，眵多黏稠，白睛红赤，胞睑微肿等。

【用法与用量】

丸剂：口服。规格（1）大蜜丸，一次 1 ~ 2 丸；规格（2）水蜜丸，一次 3 ~ 6g；规格（3）水丸，一次 3 ~ 6g，一日 2 次。

颗粒剂：口服。一次 2g，一日 2 次。

胶囊：口服。规格（1）一次 4 粒，规格（2）一次 2 粒，一日 2 次。

片剂：口服。规格（1）、（2）一次 6 片，一日 2 次。

【禁忌】

1. 阴虚火旺者慎用。

2. 脾胃虚寒者禁用。

3. 孕妇禁用，老人、儿童慎用。

4．忌烟酒及辛辣食物。

【注意事项】

1．不宜在服药期间同时服用滋补性中药。

2．有高血压、心脏病、糖尿病、肝病、肾病等慢性病严重者应在医师指导下服用。

3．服药3天症状无缓解，应去医院就诊。

4．儿童、年老体弱者应在医师指导下服用。

5．对该品过敏者禁用，过敏体质者慎用。

6．药品性状发生改变时禁止使用。

7．儿童必须在成人监护下使用。

8．请将此药品放在儿童不能接触的地方。

9．如正在服用其他药品，使用该品前请咨询医师或药师。

【规格】

丸剂：（1）每丸重6g，（2）每40丸重3g，（3）每袋装6g。

颗粒剂：每袋装2g。

胶囊：每粒装（1）0.3g，（2）0.4g。

片剂：（1）薄膜衣片，每片重0.31g；（2）糖衣片，片芯重0.3g。

【贮藏】密封。

【临床报道】

·**急性牙周脓肿**　濮鸣华[1]采用黄连上清丸对38例急性牙周脓肿患者进行治疗，经临床观察，本药对以牙龈肿痛为特征的急性牙周脓肿确有消肿止痛的效果。据初步观察，与服用替硝唑的效果相似。但对部分服用替硝唑后胃部不适的患者以及经常服用替硝唑效果不明显的患者，黄连上清丸有较好的疗效。

·**复发性口腔溃疡** 强永久、潘元芝[2]对158例复发性口腔溃疡患者服用黄连上清丸配合局部用药进行治疗。结果显示：显效127例，占80.3%；有效31例，占19.7%。

·**银屑病** 贾兰霞[3]用黄连上清丸治疗银屑病1例，取得良好疗效。

【参考文献】

[1] 濮鸣华.黄连上清丸治疗急性牙周脓肿 [J].江苏中医药，2002，23（7）：15.

[2] 强永久，潘元芝.黄连上清丸治疗复发性口腔溃疡效果好 [J].基层中药杂志，1994，（3）.

[3] 贾兰霞.黄连上清丸治疗银屑病1例 [J].中国民间疗法，2005，（5）.

明目蒺藜丸

【处方】黄连、川芎、白芷、蒺藜（盐水炙）、地黄、荆芥、旋覆花、菊花、薄荷、蔓荆子（微炒）、黄柏、连翘、密蒙花、防风、赤芍、栀子（姜水炙）、当归、甘草、决明子（炒）、黄芩、蝉蜕、石决明、木贼。

【功能与主治】清热散风，明目退翳。用于上焦火盛引起的暴发火眼，云蒙障翳，羞明多眵，眼边赤烂，红肿痛痒，迎风流泪等。

【用法与用量】口服。一次9g，一日2次。

【禁忌】

1．阴虚火旺者慎用。

2．脾胃虚寒、大便溏薄、年老体弱者慎用。

3．忌烟酒及辛辣、肥甘、厚味、鱼腥食物。

【注意事项】

1．用药后 3 天症状无改善，应到医院就诊。

2．药品性状发生改变时禁止使用。

3．儿童必须在成人监护下使用。

4．请将此药品放在儿童不能接触的地方。

5．如正在服用其他药物，使用本品前请咨询医师或药师。

【规格】 每 20 粒重 1g。

【贮藏】 密闭，防潮。

黄连羊肝丸

【处方】 黄连、胡黄连、黄芩、黄柏、龙胆、柴胡、醋青皮、木贼、密蒙花、茺蔚子、炒决明子、石决明（煅）、夜明砂、鲜羊肝。

【功能与主治】 泻火明目。用于肝火旺盛，目赤肿痛，视物昏暗，羞明流泪，胬肉攀睛等。

【用法与用量】 口服。规格（1）大蜜丸，一次 1 丸；规格（2）水蜜丸，一次 6g；规格（3）小蜜丸，一次 9g，一日 1 ～ 2 次。

【禁忌】 阴虚火旺、年老体弱、脾胃虚寒者慎用。

【注意事项】

1．本品处方中苦寒药物较多，不可过量、久服。

2．服药 3 天症状未减轻，应到医院就诊。

3．如小儿疳积、发现黑睛（角膜）生星起翳者，应速到医院就诊。

4．对老年人、小儿及体虚者酌情减量或在医师指导下服用。

5．忌辛辣、肥甘、鱼腥食物。

6．药品性状发生改变时禁止使用。

7．儿童必须在成人监护下使用。

8．请将本品放在儿童不能接触的地方。

8．如正在使用其他药品，使用本品前请咨询医师或药师。

9．服用前应除去蜡皮、塑料球壳，不可整丸吞服。

【规格】（1）每丸重9g，（2）每20丸重1g，（3）每100丸重20g。

【贮藏】密封。

【临床报道】

·**蒸发过强性干眼症**　丁光杰[1]采用随机对照的方法，对210例慢性结膜炎及睑缘炎所引起的蒸发性干眼症患者进行临床研究。结果显示，采用黄连羊肝丸等中西结合方法治疗具有热证的蒸发过强性干眼症可较快缓解干眼症状，改善结膜充血、舌苔黄厚等局部及全身情况。

·**病毒性角膜炎**　杨培学[2]采用随机对照的方法，对330例病毒性角膜炎患者进行临床研究。结果显示，黄连羊肝丸治疗病毒性角膜炎，效果较为理想。

【参考文献】

[1] 丁光杰.黄连羊肝丸配合西药外用治疗蒸发过强性干眼症57例（114眼）[J].江西中医药，2008，（8）.

[2] 杨培学，陆丽红，李国兴，等.黄连羊肝丸治疗病毒性角膜炎疗效观察[J].中国煤炭工业医学杂志，2006，（1）.

熊胆丸（胶囊）

【处方】 熊胆、龙胆、大黄、栀子、黄芩、黄连、决明子、柴胡、防风、菊花、薄荷脑、当归、地黄、泽泻（盐制）、盐车前子、冰片。

【功能与主治】 清热利湿，散风止痛。用于风热或肝经湿热引起的目赤肿痛，羞明多泪等。

【用法与用量】 口服。一次4粒，一日2次；小儿酌减。

【禁忌】

1．脾胃虚寒者慎用。

2．孕妇、年幼体弱及阴虚者慎用。

3．对本品过敏者禁用，过敏体质者慎用。

【注意事项】

1．本品用于针眼，3～4日脓成以后，即可切开排脓，不宜再服本品。

2．应用本品时，应配合外敷清热解毒、消肿退赤的眼药膏，或点用眼药水。

3．服药3天症状未减轻者，应到医院就诊。

4．忌烟酒及辛辣、肥甘、煎炒炙煿、燥热食物。

5．儿童必须在成人监护下使用。

6．请将本品放在儿童不能接触的地方。

7．本品性状发生改变时禁止使用。

8．如正在使用其他药品，使用本品前请咨询医师或药师。

【规格】 每粒装 0.25g。

【贮藏】 密封。

【临床报道】

·**对老年性白内障初期的作用** 王晓阳[1]等采用随机对照的方法，对 125 例老年性白内障初期患者采用熊胆丸治疗。结果显示，熊胆丸消除白内障的功效好，无副作用。

【参考文献】

[1] 王晓阳，姜淑芳．熊胆丸治疗老年性白内障初期 125 例（210 眼）报告 [J].安徽中医临床杂志，2003，（2）.

（二）热重于风证常用中成药品种

上清丸（片）

【处方】菊花、酒黄芩、薄荷、连翘、黄柏（酒炒）、栀子、酒大黄、荆芥、防风、白芷、川芎、桔梗。

【功能与主治】清热散风，解毒排便。用于风热火盛所致的头晕耳鸣、目赤、口舌生疮、牙龈肿痛、大便秘结。也可用于暴风客热，热重于风证，症见目痛较甚，怕热畏光，热泪如汤，胞睑红肿等。

【用法与用量】

丸剂：口服。大蜜丸一次 1 丸，水丸一次 6g，一日 1 ~ 2 次。

片剂：口服。一次 2 片，一日 2 次。

【禁忌】

1．孕妇忌服。

2．对本品过敏者禁用，过敏体质者慎用。

【注意事项】

1．心脏病、肝病、糖尿病、肾病等慢性疾病患者应在医师指导下服用。

2．服药后大便次数每天 2 ～ 3 次者，应减量；每天 3 次以上者，应停用并向医师咨询。

3．忌烟酒及辛辣、油腻食物。

4．服药 3 天后症状无改善或加重者，应立即停药并去医院就诊。

5．儿童、年老体弱及脾虚便溏者慎用，若需使用，应在医师指导下服用。

6．本品性状发生改变时禁止使用。

7．儿童必须在成人监护下使用。

8．请将本品放在儿童不能接触的地方。

9．如正在使用其他药品，使用本品前请咨询医师或药师。

【规格】

丸剂：大蜜丸，每丸重 9g；水丸，每 10 丸重 1g。

片剂：每基片重 0.3g。

【贮藏】 密封。

清宁丸

【处方】 大黄、白术（炒）、半夏（制）、麦芽、牛乳、香附（醋制）、姜厚朴、陈皮、车前草、黑豆、绿豆、桑叶、侧柏叶、桃枝。

【功能与主治】 清热泻火，消肿通便。用于火毒内蕴所致的咽喉肿痛、口舌生疮、头晕耳鸣、目赤牙痛、腹中胀满、大便秘结。也可用于暴风客热热重于风证，症见目痛较甚，眵多黄稠，热泪如汤，白睛红赤浮肿等。

【用法与用量】口服。一次6g，一日1～2次。

【禁忌】

1．阴虚火旺者慎用。

2．孕妇、老人、儿童及素体脾胃虚寒者慎用。

3．对本品过敏者禁用，过敏体质者慎用。

【注意事项】

1．不宜在服药期间同时服用滋补性中药。

2．高血压、心脏病、肝病、糖尿病、肾病等慢性疾病患者应在医师指导下服用。

3．忌烟酒及辛辣、油腻食物。

4．服药后大便次数增多且不成形者，应酌情减量。

5．服药3天后症状无改善或加重者，应立即停药并去医院就诊。

6．儿童、哺乳期妇女、年老体弱及脾虚便溏者应在医师指导下服用。

7．本品性状发生改变时禁止使用。

8．儿童必须在成人监护下使用。

9．请将本品放在儿童不能接触的地方。

10．如正在使用其他药品，使用本品前请咨询医师或药师。

11．治疗喉痹、口疮、口糜、牙宣、尽牙痛时可配合使用外用药物，以增强疗效。

12．严格按照用法用量服用，本品不宜长期服用。

【规格】水蜜丸，每袋装6g。

【贮藏】密封。

新清宁片（胶囊）

【处方】 熟大黄。

【功能与主治】 清热解毒，泻火通便。用于内结实热所致的喉肿、牙痛、目赤、便秘、下痢、发热；感染性炎症见上述证候者。也可用于暴风客热热重于风证，症见目痛较甚，怕热畏光，胞睑红肿，白睛红赤浮肿等。

【用法与用量】

片剂：口服。一次 3～5 片，一日 3 次，必要时可适当加量；用于便秘，临睡前服 5 片。

胶囊：口服。一次 3～5 粒，一日 3 次，必要时可适当加量；用于便秘，临睡前服 5 粒。

【禁忌】

1．脾胃虚寒、冷积便秘者禁用。

2．胃阴不足、虚火牙痛者禁用。

3．对本品过敏者禁用，过敏体质者慎用。

【注意事项】

1．高血压、心脏病、肝病、糖尿病、肾病等慢性疾病患者应在医师指导下服用。

2．服药后大便次数增多且不成形者，应酌情减量。

3．不宜在服药期间同时服用滋补性中药。

4．服药 3 天后症状无改善或加重者，应立即停药并去医院就诊。

5．忌烟酒及辛辣、油腻食物。

6．儿童、孕妇、年老体弱及脾虚便溏者应在医师指导下服用。

7．本品性状发生改变时禁止使用。

8．儿童必须在成人监护下使用。

9．请将本品放在儿童不能接触的地方。

10．如正在使用其他药品，使用本品前请咨询医师或药师。

【规格】

片剂：每片重（1）0.3g（糖衣），（2）0.31g（薄膜衣）。

胶囊：每粒装 0.3g。

【贮藏】密封。

【临床报道】

1．徐莹[1]等对门诊感染性疾病患儿 162 例进行临床研究，结果显示，新清宁片对小儿感染性疾病疗效好，方法简单，便于小儿服用，作用迅速而持久，临床表现改善明显，无副反应。

2．何绍芹[2]等应用新清宁片治疗 83 例急性化脓性扁桃体炎患者，临床观察证明确有较好的疗效。

3．龚澄[3]对 80 例高脂血症患者进行随机对照试验，结果显示，新清宁片治疗高脂血症，疗效显著。

【参考文献】

[1] 徐莹，舒怡，陈培珍．新清宁片治疗小儿感染性疾病疗效观察 [J].辽宁中医学院学报，2003，（2）．

[2] 何绍芹，王莎莉．新清宁片治疗急性化脓性扁桃体炎 [J].中医杂志，1991，（10）．

[3] 龚澄．新清宁片治疗高脂血症的临床研究 [J].现代中西医结合杂志，2001，（13）．

（三）风热并重证常用中成药品种

防风通圣丸（颗粒）

【处方】防风、荆芥穗、薄荷、麻黄、大黄、芒硝、栀子、滑石、桔梗、石膏、川芎、当归、白芍、黄芩、连翘、白术（炒）、甘草。

【功能与主治】解表通里，清热解毒。用于外寒内热，表里俱实，恶寒壮热，头痛咽干，小便短赤，大便秘结，瘰疬初起，风疹湿疮。也可用于暴风客热风热并重证，症见患眼焮热疼痛，刺痒交作，怕热畏光，泪热眵结，白睛赤肿等。

【用法与用量】

丸剂：口服。规格（1）大蜜丸，一次1丸；规格（2）浓缩丸，一次8丸；规格（3）水丸，一次6g，一日2次。

颗粒剂：口服。一次1袋，一日2次。

【禁忌】

1．虚寒证者慎用。

2．孕妇慎用。

【注意事项】

1．不宜在服药期间同时服用滋补性中药。

2．严格按用法用量服用，本品不宜长期服用，服药3天后症状未改善或皮疹面积扩大加重者应去医院就诊。

3．忌烟酒及辛辣、生冷、油腻食物。

【规格】

丸剂：（1）每丸重9g，（2）每8丸相当于原药材6g，（3）每

20 丸重 1g。

颗粒剂：每袋装 3g。

【贮藏】密封，置阴凉干燥处。

二、天行赤眼

（一）初感疠气证常用中成药品种

黄连羊肝丸

见"暴风客热""风重于热证常用中成药品种"。

银翘解毒丸（颗粒、胶囊、软胶囊、片、合剂、口服液）

【处方】金银花、连翘、薄荷、荆芥、淡豆豉、牛蒡子（炒）、桔梗、淡竹叶、甘草。

【功能与主治】疏风解表，清热解毒。用于风热感冒，症见发热头痛、咳嗽口干、咽喉疼痛。也可用于暴风客热初感疠气证，症见患眼碜涩灼热，羞明流泪，眼眵稀薄，白睛红赤等。

【用法与用量】

丸剂：用芦根汤或温开水送服。规格（1）浓缩蜜丸，一次 1 丸，一日 2～3 次。规格（2）大蜜丸、水蜜丸，一次 1 丸，一日 2～3 次。规格（3）浓缩丸，一次 0.7～0.8g，一日 3 次。

颗粒剂：开水冲服。规格（1）一次 5g，规格（2）一次 15g，一日 3 次；重症者加服 1 次。

胶囊：口服。一次 4 粒，一日 2～3 次。

软胶囊：口服。一次2粒，一日3次。

片剂：口服。规格（1）、（2）、（3）一次4片，一日2～3次。

合剂（含口服液）：口服。一次10ml，一日3次，用时摇匀。

【禁忌】

1．风寒感冒者慎用。

2．孕妇慎用。

3．对本品过敏者禁用，过敏体质者禁用。

【注意事项】

1．不宜在服药期间同时服用滋补性中成药。

2．有高血压、心脏病、肝病、糖尿病、肾病等慢性病严重者、孕妇或正在接受其他治疗的患者，均应在医师指导下服用。

3．服药3天后症状无改善，应去医院就诊。

4．忌烟酒及辛辣、生冷、油腻食物。

5．儿童、哺乳期妇女、年老体虚者应在医师指导下服用。

6．发热体温超过38.5℃的患者，应去医院就诊。

7．连续服用应向医师咨询。

8．药品性状发生改变时禁止服用。

9．儿童必须在成人的监护下使用。

10．请将此药品放在儿童不能接触的地方。

11．如正在服用其他药品，使用本品前请咨询医师或药师。

【规格】

丸剂：（1）每丸重3g，（2）每丸重9g，（3）每10丸重1.5g。

颗粒剂：每袋装（1）2.5g，（2）15g。

胶囊：每粒装0.4g。

软胶囊：每粒装0.45g。

片剂：（1）每片重0.3g，（2）素片每片重0.5g，（3）薄膜衣片每片重0.52g。

合剂（含口服液）：每支（瓶）装（1）10ml，（2）100ml。

【贮藏】密封。

【药理毒理】银翘解毒片有一定解热、抗菌、抗病毒和镇痛作用。

·**解热作用**　银翘解毒片灌胃给药2天，对三联菌苗所致大鼠发热有解热作用[1]。

·**抗菌作用**　银翘解毒片灌胃给药，能降低肺炎双球菌感染小鼠的死亡率。体外试验，银翘解毒片对金黄色葡萄球菌、枯草杆菌、变形杆菌、沙门氏菌、肺炎链球菌、铜绿假单胞菌等均有抑制作用[1]。

·**抗病毒作用**　银翘解毒片腹腔注射，对甲型流感病毒粤防72-243感染小鼠有保护作用，但口服给药无效[1]。体外试验，银翘解毒片对流感病毒甲1、甲3型有抑制作用[1]。

·**镇痛作用**　银翘解毒片对小鼠灌胃，能减少醋酸所致扭体次数；小鼠腹腔注射，能提高热板刺激的痛阈值[1]。

·**毒理**　长期毒性试验中，用银翘解毒片灌胃给药10周，大鼠体重增长、血液学、血液生化学、主要脏器组织学检查均未见明显异常，停药2周亦无异常发现[2]。

【临床报道】来自门诊的风热感冒所致发热头痛患者972例，分别用银翘解毒丸、银翘解毒片、银翘解毒蜜治疗。2个疗程后，银翘解毒丸治愈率75.2%（249例），有效率81.3%（269例）。银翘解毒片治愈率78.9%（228例），有效率86.5%（250例）。银翘解毒蜜治愈率83.0%（292例），有效率92.6%（326例）[3]。

【参考文献】

[1] 周远鹏，江京莉，严少敏，等．银翘解毒片的药理研究 [J]．中成药，1990，（1）：22．

[2] 王宗伟，吴杰，危建安，等．银翘解毒片长期毒性实验研究 [J]．中医研究，2001，14（3）：13．

[3] 书花，李潞勇，李文虎．银翘解毒丸改剂及疗效观察 [J]．中国民间疗法，2008，1：3．

双黄连合剂（口服液、颗粒、胶囊、片）

【处方】 金银花、黄芩、连翘。

【功能与主治】 疏风解表，清热解毒。用于外感风热所致的感冒，症见发热、咳嗽、咽痛。也可用于暴风客热初感疠气证，症见患眼碜涩灼热，眼眵稀薄，眼睑微红，白睛点片状溢血等。

【用法与用量】

合剂（含口服液）：口服。一次 20ml，一日 3 次；小儿酌减，或遵医嘱。

颗粒剂：口服或开水冲服。规格（1）一次 10g，一日 3 次；6 个月以下，一次 2～3g；6 个月～1 岁，一次 3～4g；1～3 岁，一次 4～5g；3 岁以上儿童酌量，或遵医嘱。规格（2）一次 5g，一日 3 次；6 个月以下，一次 1～1.5g；6 个月～1 岁，一次 1.5～2g；1～3 岁，一次 2～2.5g；3 岁以上儿童酌量，或遵医嘱。

胶囊：口服。一次 4 粒，一日 3 次；小儿酌减，或遵医嘱。

片剂：口服。一次 4 片，一日 3 次；小儿酌减，或遵医嘱。

【禁忌】

1．风寒感冒者慎用。

2．对本品过敏者禁用，过敏体质者慎用。

【注意事项】

1．不宜在服药期间同时服用滋补性中药。

2．糖尿病患者及有高血压、心脏病、肝病、肾病等慢性病严重者应在医师指导下服用。

3．忌烟酒及辛辣、生冷、油腻食物。

4．儿童、孕妇、哺乳期妇女、年老体弱及脾虚便溏者应在医师指导下服用。

5．发热体温超过 38.5℃的患者，应去医院就诊。

6．服药 3 天症状无缓解，应去医院就诊。

7．本品性状发生改变时禁止使用。

8．儿童必须在成人监护下使用。

9．请将本品放在儿童不能接触的地方。

10．如正在使用其他药品，使用本品前请咨询医师或药师。

【规格】

合剂（含口服液）：（1）每瓶装 100ml，（2）每瓶装 200ml，（3）每支装 10ml，（4）每支装 20ml。

颗粒剂：每袋装（1）5g（相当于净饮片 15g），（2）5g（相当于净饮片 30g）。

胶囊：每粒装 0.4g。

片剂：每片重 0.53g。

【贮藏】密封，避光，置阴凉处。

【药理毒理】双黄连合剂有解热、抗炎和一定抗病原微生物作用。

·**解热、抗炎作用**　双黄连口服液 22.5（生药）g/kg 灌胃，对大肠杆菌内毒素所致家兔发热有解热作用[1]。双黄连口服液对二甲苯致小鼠耳肿胀、蛋清性大鼠足趾肿胀、H^+ 致小鼠腹腔毛细血管通透性升高均具明显的抑制作用；双黄连口服液能明显抑制发热模型家兔肛温的升高[2]。

· **抗菌作用** 体外试验，双黄连口服液对甲型链球菌、乙型链球菌、大肠杆菌、铜绿假单胞菌、肺炎双球菌、金黄色葡萄球菌、白色葡萄球菌、变形杆菌、脑膜炎双球菌、白喉杆菌、幽门螺旋杆菌有一定的抑制作用[1, 3-5]。

· **抗病毒作用** 双黄连口服液对呼吸道合胞病毒（RSV）感染鼠有保护作用，能降低组织内病毒滴度，阻止体内病毒复制，抗RSV作用类似于同剂量的病毒唑[6]。能抗流感 A_3 型病毒[7]。双黄连口服液灌胃，可减轻柯萨奇病毒 B3 感染所致病毒性心肌炎模型小鼠的心肌病理性损伤，抑制心肌内病毒的复制[8]。能显著抑制 H9N2 亚型禽流感病毒引起的小鼠肺炎实变，对感染小鼠有显著的生命保护作用，对感染病毒后小鼠脾脏和胸腺萎缩具有显著的抑制作用，并能提升感染小鼠脾脏中 $CD4^+/CD8^+$ 值[9]。

· **毒理** 急性毒性试验灌服双黄连口服液达 225g（生药）/kg 小鼠活动仍正常，也无死亡；长期毒性试验，双黄连口服液 54g（生药）/kg 和 27g（生药）/kg 给大鼠灌胃 30 天，体重、血液学指标、血液生化学指标、重要脏器系数及病理组织学检查均未见明显异常[10]。

【临床报道】 用双黄连口服液治疗呼吸道感染 100 例，疗效显著，其有效率达 99%。在退热、咽痛、咽充血、止咳、血象及胸片正常方面均优于对照组，故及早使用有利于缩短疗程，减少病情变化[11] 利巴韦林注射液静脉滴注联合双黄连口服液口服治疗流行性感冒比单纯利巴韦林静脉滴注具有更好的临床疗效[12]，对轻型甲型 H1N1 流感病例具有较好的疗效[13]。

【参考文献】

[1] 于震，王军，周红艳，等．双黄连粉剂抑菌、清热实验研究 [J]．中医研究，2000，13（2）：28.

[2] 叶沛光，黄余龙．双黄连口服液抗炎解热作用的实验研究 [J]．宜春学院学报（自然科学），2006，28（2）：110-111.

[3] 刘春，白瑞珍，宗润芝．双黄连口服液杀菌效果的实验研究 [J]．辽宁中医学院学报，2001，3（4）：305.

[4] 高法彬，邱世翠，彭启海，等．双黄连口服液体外抑菌作用研究 [J]．时珍国医国药，2001，12（7）：584.

[5] 蒋振明，徐国缨，张存钧，等．中药复方对幽门螺杆菌抑菌作用的体外实验 [J]．中国中西医结合消化杂志，2001，9（2）：101.

[6] 吴成林，杨占秋，侯炜，等．双黄连口服液抗呼吸道合胞病毒的实验研究 [J]．数理医药学杂志，2005，18（6）：592-594.

[7] 佟奎明，周昆，王德全，等．双黄连口服液抗流感病毒作用的实验观察 [J]．佳木斯医学院学报，1990，13（4）：340-341.

[8] 金玉兰，朴美花，曹东铉，等．双黄连和干扰素对急性病毒性心肌炎小鼠的影响 [J]．中国中医药科技，2002，9（2）：78.

[9] 周雪梦，陆春妮，亓文宝，等．清开灵和双黄连口服液体内抗禽流感病毒作用 [J]．中草药，2011，7：24.

[10] 解黎雯，关昕，黄红，等．双黄连口服液毒性试验研究 [J]．基层中药杂志，1999，13（2）：20.

[11] 林娟，潘秀华．双黄连口服液治疗呼吸道感染100例 [J]．福建中医杂志，1997，28（6）：26.

[12] 张仁衍，王玲．中西医结合治疗流行性感冒40例临床观

察 [J]. 实用中西医结合临床，2011，11（3）：23-24.

[13] 李效全，刘佳易，胡琪. 利巴韦林联合双黄连口服液治疗 13 例轻型甲型 H1N1 流感临床观察 [J]. 实用医院临床杂志，2010，7（3）：96.

抗病毒片（口服液）

【处方】 板蓝根、石膏、知母、生地黄、广藿香、连翘、芦根、郁金、石菖蒲。

【功能与主治】 清热祛湿，凉血解毒。用于风热感冒，瘟病发热及上呼吸道感染、流感、腮腺炎等病毒性感染疾患。也可用于病毒性结膜炎初感疠气证者，症见患眼碜涩灼热，羞明流泪，眼眵稀薄，眼睑微红等。

【用法与用量】

片剂：口服。一次 4 片，一日 3 次。

口服液：口服。一次 10ml，一日 2～3 次（早饭前和午饭、晚饭后各服一次）；小儿酌减。

【禁忌】

1．孕妇、哺乳期妇女禁用。

2．服药期间忌服滋补性中药。

3．忌烟酒及辛辣、生冷、油腻食物。

4．脾胃虚寒泄泻者慎服。

【注意事项】

1．发热体温超过 38.5℃的患者，请去医院就诊。

2．有高血压、心脏病、肝病、糖尿病、肾病等慢性病严重者应在医师指导下服用。

3．本品不宜长期服用，服药 3 天症状无缓解，或临床症状较重，病程较长或合并有细菌感染的患者，应去医院就诊，或应加服其他治疗药物。

4．严格按用法用量服用，儿童、年老体弱者应在医师指导下服用。

5．对本品过敏者禁用，过敏体质者慎用。

6．本品性状发生改变时禁止使用。

7．儿童必须在成人的监护下使用。

8．请将本品放在儿童不能接触的地方。

9．如正在使用其他药品，使用本品前请咨询医师或药师。

【规格】

片剂：薄膜衣片，每片重 0.32g。

口服液：每支装（1）10ml，（2）10ml（无蔗糖）。

【贮藏】密封，置阴凉干燥处。

【药理毒理】临床前动物试验结果提示：本品灌胃给药对小鼠流感病毒性肺炎有保护作用；可抑制三联菌苗所致家兔体温升高；对蛋清致大鼠足跖肿胀、二甲苯致小鼠耳郭肿、小鼠棉球肉芽肿和腹腔毛细血管通透性升高均有抑制作用。

板蓝根颗粒（片）

【处方】板蓝根。

【功能与主治】清热解毒，凉血利咽。用于肺胃热盛所致的咽喉肿痛、口咽干燥、腮部肿胀；急性扁桃体炎、腮腺炎见上述证候者。也可用于病毒性结膜炎，辨证为初感疠气证者，症见患眼碜涩灼热，眼眵稀薄，白睛点片状溢血等。

【用法与用量】

颗粒剂：开水冲服。规格（1）一次 3～6g，规格（2）、（3）一次 5～10g，一日 3～4 次。

片剂：口服。一次 2～4 片，一日 3 次。

【禁忌】

1．阴虚火旺者慎用。

2．对本品过敏者禁用，过敏体质者慎用。

【注意事项】

1．不宜在服药期间同时服用滋补性中药。

2．有高血压、心脏病、肝病、糖尿病、肾病等慢性病严重者应在医师指导下服用。

3．忌烟酒及辛辣、鱼腥食物。

4．本品性状发生改变时禁止使用。

5．儿童、孕妇、哺乳期妇女、年老体弱者、脾虚便溏者应在医师指导下服用。

6．扁桃体有化脓或发热体温超过 38.5℃的患者应去医院就诊。

7．服药 3 天症状无缓解，应去医院就诊。

8．儿童必须在成人监护下使用。

9．请将本品放在儿童不能接触的地方。

10．如正在使用其他药品，使用本品前请咨询医师或药师。

【规格】

颗粒剂：每袋装（1）3g（相当于饮片 7g），（2）5g（相当于饮片 7g），（3）10g（相当于饮片 14g）。

片剂：糖衣片，每片重 0.25g。

【贮藏】密封。

【药理毒理】该药具有抗病毒、消炎抗菌、抗癌的作用，并且对机体的免疫系统有调节作用。

·**抗病毒作用**　实验表明，板蓝根对肝炎病毒、甲型流感病毒、乙型流感病毒、腮腺炎病毒、乙型脑炎病毒、肾病出血热病毒、单纯疱疹病毒、人巨细胞病毒、柯萨奇病毒和烟草花叶病毒均有抑制作用[1]。

·**抗菌消炎作用**　实验证明，板蓝根对革兰阳性和阴性杆菌都有抑制作用[2]。

·**对机体免疫系统的作用**　现已证明，板蓝根多糖对特异性、非特异性免疫均有一定促进作用[3]。

·**抗癌作用**　实验提示，板蓝根二酮 B 可能具有抑制肿瘤活性的作用[4]。

·**致突变作用**　实验结果显示，板蓝根水煎液能明显诱发小鼠骨髓嗜多染红细胞微核和小鼠精子畸形，具有致突变作用[5]。

·**抗肿瘤作用**　实验结果表明，在体外细胞培养时，50% 板蓝根注射液对 3CL-8 细胞有强的直接杀伤作用[6]。

【临床报道】

·**呼吸系统疾病的应用**　本品多用于治疗感冒发热（如病毒性流感）、咽喉肿痛（如急性喉炎）、流行性腮腺炎、扁桃体炎和口腔溃疡等[7, 8]。

·**消化系统疾病的应用**　板蓝根作为肝炎的传统用药，预防及治疗病毒性肝炎效果确切，可用来治疗乙型肝炎病毒表面抗原携带者，还可用于淤胆型肝炎。另外，口服板蓝根冲剂可用于治疗复发性口疮、婴幼儿秋冬季腹泻及小儿肠炎[9]。

·**皮肤及骨骼疾病的应用** 板蓝根注射液肌注或加病毒灵片等调涂患处治疗带状疱疹、玫瑰糠疹、扁平疣、尖锐湿疣、单纯疱疹、肋软骨炎均有良效。另外还可用银屑病、假肉瘤样增生、水痘、传染性软疣等的治疗[10, 11]。

·**眼科疾病的应用** 结膜炎用板蓝根注射液点眼优于0.25%氯霉素眼药水。单纯疱疹病毒性眼病用板蓝根注射液2ml加入6ml生理盐水中，配成1∶3的点眼液，疗效好，无副反应[12]。

·**病毒性心肌炎的应用** 板蓝根冲剂治疗病毒性心肌炎可获得较好的疗效[13]。

·**泌尿系统疾病的应用** 本品可用于治疗泌尿系结石[14]。

【参考文献】

[1] 刘盛，陈万生，乔传卓，等.不同种质板蓝根和大青叶的抗甲型流感病毒作用[J].第二军医大学学报，2000，21（3）：204-207.

[2] 黄文玉，唐敏.27种清热解毒中药对葡萄球菌耐药菌株的实验研究[J].山东中医杂志，1991，10（3）：40-44.

[3] 许益平，陆平成，王水珍，等.板蓝根多糖促进免疫功能的实验研究[J].中西医杂志，1991，11（6）：357-359.

[4] 梁永红，侯华新.板蓝根二酮B体外抗癌活性研究[J].中草药，2000，7（31）：23-28.

[5] 庞竹林，汤郡.板蓝根对试验性小鼠遗传毒性的影响[J].广州医学院学报，2003，（28）：13-16.

[6] 单风平.50%板蓝根注射液对小鼠Friend红白血病细胞3CL-8体内外的杀伤作用[J].中草药，1994，25（8）：417-419.

[7] 张念祖，夏立军.复方板蓝根咽部注射液治疗慢性咽炎的临

床观察 [J]. 中国中西医结合耳鼻咽喉杂志，1998，6（1）：37-39.

[8] 米生健，郭新丽. 板蓝根汤治疗小儿急性扁桃体炎120例 [J]. 陕西中医，1979，18（12）：555-563.

[9] 徐小周，陆电恒. 中西医结合治疗慢性乙型肝炎98例 [J]. 陕西中医，1997，18（11）：490-499.

[10] 毛建设. 板蓝根合剂加味治疗扁平疣 [J]. 湖北中医杂志，1999，1（4）：183-188.

[11] 王生德. 板蓝根注射液治疗单纯疱疹疗效观察 [J]. 中国农村医学，1997，25（10）：24-26.

[12] 娄卫宁，邱福军. 板蓝根滴眼液的制备及临床应用 [J]. 中国药学杂志，1998，33（8）：501-506.

[13] 丁淑英. 中西医结合治疗病毒性心肌炎 [J]. 实用中西医结合杂志，1997，10（1）：33-34.

[14] 李堪寿. 板蓝根治疗泌尿系结石35例临床观察 [J]. 医学理论与实践，1996，37（4）：233-235.

感冒退热颗粒

【处方】大青叶、板蓝根、连翘、拳参。

【功能与主治】清热解毒，疏风解表。用于上呼吸道感染、急性扁桃体炎、咽喉炎属外感风热、热毒壅盛证，症见发热、咽喉肿痛。也可用于病毒性结膜炎，辨证为初感疠气证者，症见患眼碜涩灼热，眼眵稀薄，眼睑微红，白睛红赤等。

【用法与用量】开水冲服。一次1～2袋，一日3次。

【禁忌】

1. 风寒外感者慎用。

2．对本品过敏者禁用，过敏体质者慎用。

【注意事项】

1．不宜在服药期间同时服用滋补性中药。

2．糖尿病患者及有高血压、心脏病、肝病、肾病等慢性病严重者应在医师指导下服用。

3．忌辛辣、油腻食物。

4．本品性状发生改变时禁止使用。

5．儿童、孕妇、哺乳期妇女、年老体弱及脾虚便溏者应在医师指导下服用。

6．扁桃体化脓或发热超过 38.5℃的患者应去医院就诊。

7．服药 3 天症状无缓解，应去医院就诊。

8．儿童必须在成人监护下使用。

9．请将本品放在儿童不能接触的地方。

10．如正在使用其他药品，使用本品前请咨询医师或药师。

【规格】 每袋装（1）18g，（2）4.5g（无蔗糖）。

【贮藏】 密封。

清热解毒颗粒（片、胶囊、软胶囊、口服液）

【处方】 石膏、金银花、玄参、地黄、连翘、栀子、甜地丁、黄芩、龙胆、板蓝根、知母、麦冬。

【功能与主治】 清热解毒。用于热毒壅盛所致发热面赤、烦躁口渴、咽喉肿痛；流感、上呼吸道感染见上述证候者。也可用于病毒性结膜炎，辨证为初感疠气，症见患眼磣涩灼热，羞明流泪，眼眵稀薄，白睛红赤等。

【用法与用量】

颗粒剂：开水冲服。一次1～2袋，一日3次；或遵医嘱。

片剂：口服。规格（1）一次4片，规格（2）、（3）一次2～4片，一日3次；儿童酌减。

胶囊：口服。一次2～4粒，一日3次。

软胶囊：口服。一次2～4粒，一日3次。

口服液：口服。一次10～20ml，一日3次；儿童酌减，或遵医嘱。

【禁忌】

1．风寒感冒、脏腑虚寒及虚热等证忌用。

2．对本品过敏者禁用，过敏体质者慎用。

【注意事项】

1．不宜久服。

2．不宜在服药期间同时服滋补性中药。

3．有高血压、心脏病、肝病、肾病等慢性病严重者应在医师指导下服用。

4．本品性状发生改变时禁止使用。

5．服药3天症状无缓解，应去医院就诊。

6．儿童、年老体弱者应在医师指导下服用。

7．儿童必须在成人监护下使用。

8．请将本品放在儿童不能接触的地方。

9．如正在使用其他药品，使用本品前请咨询医师或药师。

【规格】

颗粒剂：每袋装（1）18g，（2）5g，（3）9g（无糖型）。

片剂：每片重（1）0.31g（薄膜衣），（2）0.52g（薄膜衣），

（3）0.52g（糖衣）。

胶囊：每粒装 0.3g。

软胶囊：每粒装 1.2g。

口服液：每支（瓶）装（1）10ml，（2）10ml（无糖型），（3）120ml。

【贮藏】密封，置阴凉处。

（二）热毒炽盛证常用中成药品种

清瘟解毒丸（片）

【处方】大青叶、黄芩、葛根、连翘、羌活、防风、白芷、柴胡、川芎、玄参、天花粉、炒牛蒡子、赤芍、桔梗、淡竹叶、甘草。

【功能与主治】清瘟解毒。用于外感时疫，憎寒壮热，头痛无汗，口渴咽干，痄腮，大头瘟。也可用于病毒性结膜炎，辨证为热毒炽盛者，症见患眼灼热疼痛，热泪如汤，胞睑红肿，黑睛星翳等。

【用法与用量】

丸剂：口服。一次 2 丸，一日 2 次。

片剂：口服。一次 6 片，一日 2～3 次；小儿酌减。

【禁忌】

1．风寒感冒、脏腑虚寒及虚热等证忌用。

2．脾胃虚寒泄泻者慎服。

3．对本品过敏者禁用，过敏体质者慎用。

【注意事项】

1．不宜在服药期间同时服滋补性中药。

2．有高血压、心脏病、肝病、肾病等慢性病严重者应在医师指导下服用。

3．忌烟酒及辛辣、油腻食物，忌生气、恼怒。

4．服药3天症状无缓解，应去医院就诊。

5．儿童、年老体弱者应在医师指导下服用。

6．儿童必须在成人监护下使用。

7．请将本品放在儿童不能接触的地方。

8．本品性状发生改变时禁止使用。

9．如正在使用其他药品，使用本品前请咨询医师或药师。

【规格】

丸剂：大蜜丸，每丸重9g。

片剂：每片重（1）0.3g（糖衣），（2）0.3g（薄膜衣），（3）（2）0.31g（薄膜衣）。

【贮藏】密封。

【药理毒理】本品主要有解热、镇痛，抗病毒，抗菌、抗炎，增加脑血流量，改善微循环障碍等作用。

·**解热、镇痛**　柴胡、防风、白芷、淡竹叶、羌活、葛根、天花粉有解热、镇痛作用。

·**抗病毒**　大青叶、牛蒡子对流感病毒、腮腺炎病毒、乙型脑炎病毒等多种病毒有抑制作用。

·**抗炎、抗菌**　黄芩、白芷、天花粉、甘草、连翘、玄参等均有抗炎、抗菌作用。

·**增加脑血流量，改善微循环障碍**　川芎能增加脑血管搏动性血流量和改善脑微循环障碍。

连花清瘟胶囊（颗粒）

【处方】 连翘、金银花、炙麻黄、炒苦杏仁、石膏、板蓝根、绵马贯众、鱼腥草、广藿香、大黄、红景天、薄荷脑、甘草。

【功能与主治】 清瘟解毒，宣肺泄热。用于治疗流行性感冒属热毒袭肺证，症见发热或高热，恶寒，肌肉酸痛，鼻塞流涕，咳嗽，头痛，咽干咽痛，舌偏红，苔黄或黄腻。也可用于病毒性结膜炎，辨证为热毒炽盛者，症见患眼灼热疼痛，热泪如汤，胞睑红肿，白睛红赤壅肿，弥漫溢血等。

【用法与用量】

胶囊：口服。一次4粒，一日3次。

颗粒剂：口服。一次1袋，一日3次。

【禁忌】

1．忌烟酒及辛辣、生冷、油腻食物。

2．风寒感冒者忌用。

3．对本品过敏者禁用，过敏体质者慎用。

4．本品性状发生改变时禁止使用。

【注意事项】

1．不宜在服药期间同时服用滋补性中药。

2．高血压、心脏病患者慎用，有肝病、糖尿病、肾病等慢性病严重者应在医师指导下服用。

3．儿童、孕妇、哺乳期妇女、年老体弱及脾虚便溏者应在医师指导下服用。

4．发热体温超过38.5℃的患者，应去医院就诊。

5．严格按用法用量服用，本品不宜长期服用。

6. 服药 3 天症状无缓解，应去医院就诊。

7. 儿童必须在成人监护下使用。

8. 请将本品放在儿童不能接触的地方。

9. 如正在使用其他药品，使用本品前请咨询医师或药师。

【规格】

胶囊：每粒装 0.35g。

颗粒剂：每袋装 6g。

【贮藏】 密封，置阴凉干燥处（不超过 20℃）。

【药理毒理】 本品主要有提高细胞免疫，抑制慢性阻塞性肺病（COPD）气道炎症，降低病毒感染后的肺指数，抑制病毒感染后的肺部炎性损害，抗甲型人流感病毒等作用。

· **提高细胞免疫功能** 郭海等用流式细胞法测定小鼠血 T 淋巴细胞亚群 CD4$^+$、CD8$^+$ 及 CD4$^+$/CD8$^+$ 的变化，结果显示连花清瘟胶囊对流感病毒感染引起的细胞免疫功能降低有一定的抑制作用[1-2]。

· **抑制 COPD 气道炎症的作用** 夏敬文等利用香烟熏吸法复制 COPD 大鼠模型，研究连花清瘟胶囊对 COPD 大鼠模型气道炎症的影响。结果显示连花清瘟胶囊治疗组血清、肺组织及支气管肺泡灌洗液中 IL-8 和 TNF-α 含量显著降低（$P < 0.01$），提示连花清瘟胶囊具有抑制 COPD 气道炎症的作用[3]。

· **降低病毒感染后的肺指数** 莫红缨等利用流感病毒滴鼻感染小鼠模型，观察连花清瘟胶囊对小鼠肺指数的影响，结果显示连花清瘟胶囊低、中剂量均能使流感病毒 FM1 株感染后小鼠的肺指数显著降低[5]。

· **抑制病毒感染后的肺部炎性损害** 连花清瘟胶囊低、中剂量可减轻流感病毒 FM1 株感染后的小鼠肺组织炎性病变，改善感染小鼠的临床症状，延长其平均存活时间；显著降低小鼠肺组织中 TNF-α、IL-1β 和 IL-6 含量，表明连花清瘟胶囊可通过调节炎性细胞因子 TNF-α、IL-1β 和 IL-6 的表达水平，平衡机体免疫状态以减轻 FM1 流感病毒引起的小鼠肺部炎性损伤[4]。

·**抗甲型人流感病毒**　实验结果提示，连花清瘟胶囊具有明显的体外抗甲型人流感病毒的作用[5]。

【临床报道】

·**流行性感冒**　杨立波等[6]采用随机、阳性药平行对照临床试验，观察连花清瘟胶囊治疗流行性感冒的临床疗效。研究结果提示，连花清瘟胶囊在流感发病后早期使用可以明显减轻症状的严重程度，其安全性好。王新功等[7]对 160 例流行性感冒患者进行了随机分组临床观察研究。结果显示，试验组临床证候、体温、临床症状的总有效率，显著优于对照组。提示连花清瘟胶囊用于治疗流行性感冒疗效较好。王以炳等[8]观察了连花清瘟胶囊治疗病毒性感冒的疗效及安全性。结果显示，治疗组有效率明显高于对照组，副作用无明显差异。提示连花清瘟胶囊治疗病毒性感冒效果显著，无严重不良反应。

·**急性上呼吸道感染**　胡克等[9]采用随机对照的方法，对 206 例急性上呼吸道感染的患者进行临床研究。结果显示，治疗组总疗效优于对照组，且不良反应发生率无显著性差异。

·**急性喉炎**　肖志刚[10]对 30 例急性喉炎患者服用连花清瘟胶囊进行治疗，显示其对急性喉炎患者治疗效果显著。

·**甲型 H1N1 流感**　李宝法等[11]比较了连花清瘟胶囊与达菲治疗甲型 H1N1 流感的疗效及不良反应。结果显示，连花清瘟胶囊对甲型H1N1流感具有明确的拮抗作用，对咳嗽、咳痰、咽痛等症状的缓解更快。提示连花清瘟胶囊治疗甲型H1N1流感作用与达菲效果同样显著，且不良反应更少、安全性更强。

·**慢性肺源性心脏病急性加重期**　吴秋英等[12]采用随机对照的方法评价连花清瘟胶囊治疗慢性肺源性心脏病急性加重期的疗效和安全性。研究提示连花清瘟胶囊治疗慢性肺源性心脏病急性加重期具有很好的疗效和安全性。

·**糖尿病合并呼吸道感染**　孟茂森等[13]对186例糖尿病合并急性呼吸道感染的患者进行临床研究。研究提示连花清瘟胶囊治疗糖尿病合并呼吸道感染效果显著，安全性好。

【参考文献】

[1] 刘春援，李晓强，蔡绍乾.连花清瘟胶囊的药理与临床研究进展[J].中药药理与临床杂志，2010，26（6）：84-85，21.

[2] 郭海，杨进，龚婕宁.连花清瘟胶囊对流感病毒感染小鼠T淋巴细胞亚群的影响[J].辽宁中医药大学学报，2007，9（2）：141.

[3] 夏敬文，陈小东，张静.连花清瘟胶囊对慢性阻塞性肺病的治疗作用[J].复旦学报（医学版），2008，35（3）：441-444.

[4] 莫红缨，杨子峰，郑劲平.连花清瘟胶囊防治流感病毒FM1感染小鼠的实验研究[J].中药材，2008，31（8）：1230-1234.

[5] 莫红缨，柯昌文，郑劲平.连花清瘟胶囊体外抗甲型流感病毒的实验研究[J].中药新药与临床药理，2007，18（1）：5-9.

[6] 杨立波，季振慧，王保群.连花清瘟胶囊治疗流行性感冒280例疗效观察[J].疑难病杂志，2005，4（5）：376-278.

[7] 王新功，崔学军，刘新生.连花清瘟胶囊治疗流行性感冒

的临床疗效观察 [J]. 中国药房，2008，19（27）：2146-2148.

[8] 王以炳，张天民，杨玉梅. 连花清瘟胶囊治疗病毒性感冒的有效性与安全性观察 [J]. 临床肺科杂志，2008，13（9）：1118-1119.

[9] 胡克，姜燕，施美君. 连花清瘟胶囊治疗急性上呼吸道感染 102 例 [J]. 医药导报，2008，27（11）：1337-1340.

[10] 肖志刚. 连花清瘟胶囊治疗急性喉炎 30 例 [J]. 中国现代医生，20007，45（12）：72.

[11] 李宝法，张长青，付敏. 连花清瘟胶囊治疗甲型 H1N1 流感临床研究 [J]. 医药论坛杂志，2009，30（23）：91-92.

[12] 吴秋英，陈弼沧，陈莉萍. 连花清瘟胶囊治疗慢性肺源性心脏病急性加重期的临床观察 [J]. 光明中医，2006，21（11）：70-71.

[13] 孟茂森，贾振卿，连花清瘟胶囊治疗糖尿病合并呼吸道感染的临床分析 [J]. 临床合理用药，2008，1（1）：17-18.

牛黄清胃丸

【处方】 牛黄、黄芩、黄柏、栀子、石膏、麦冬、玄参、菊花、连翘、薄荷、大黄、枳实（沙烫）、番泻叶、炒牵牛子、冰片、桔梗、甘草。

【功能与主治】 清胃泻火，润燥通便。用于心胃火盛所致的头晕目眩、口舌生疮、牙龈肿痛、乳蛾咽痛、便秘尿赤。也可用于病毒性结膜炎，辨证为热毒炽盛者，症见患眼灼热疼痛，胞睑红肿，白睛红赤壅肿，黑睛星翳等。

【用法与用量】口服。一次2丸，一日2次。

【禁忌】

1．单纯阴虚火旺者慎用。

2．孕妇、老人、儿童及素体脾胃虚寒者慎用。

3．宜清淡饮食，忌辛辣、油腻食物。

【注意事项】服用前应去蜡皮、塑料球壳，本品可嚼服，也可分份吞服。

【规格】每丸重6g。

【贮藏】密闭，防潮。

龙胆泻肝丸（颗粒、胶囊、片）

【处方】龙胆、黄芩、炒栀子、盐车前子、泽泻、木通、酒当归、地黄、柴胡、灸甘草。

【功能与主治】清肝胆，利湿热。用于肝胆湿热，头晕目赤，耳鸣耳聋，耳肿疼痛，胁痛口苦，尿赤涩痛，湿热带下。也可用于病毒性结膜炎，辨证为热毒炽盛者，症见患眼灼热疼痛，热泪如汤，白睛弥漫溢血，黑睛星翳等。

【用法与用量】

丸剂：口服。大蜜丸一次1～2丸，水丸一次3～6g，一日2次。

颗粒剂：开水冲服。一次4～8g，一日2次。

胶囊：口服。规格（1）一次4粒，规格（2）一次2粒，一日3次。

片剂：口服。一次4～6片，一日2～3次。

【**禁忌**】尚不明确。

【**注意事项**】

1．本品清肝胆火，若脾胃虚寒，胃部冷痛，大便稀者慎用。

2．含有活血、泄热之品，有碍胎气，孕妇慎用。

3．本品苦寒，易伤正气，儿童、年迈体弱者慎服，即使体质壮实者，亦不可过服、久服。

4．原发性高血压患者服药后出现高血压危象者，应立即停药并采取相应急救措施。

5．肾功能不全患者慎用。

6．对本品过敏者禁用，过敏体质者慎用。

7．不宜在服药期间同时服用滋补性中药。

8．服药后大便次数增多且不成形者，应酌情减量。

9．服药期间宜食清淡易消化之品，忌烟酒及辛辣、油腻之品，以免助热生湿。

【**规格**】

丸剂：大蜜丸，每丸重 6g；水丸，每 100 粒重 6g。

颗粒剂：每袋装 4g。

胶囊：每粒装（1）0.25g，（2）0.45g。

片剂：每片重 0.41g。

【**贮藏**】密闭，防潮。

附二

治疗急性结膜炎的常用中成药简表

证型	药物名称	功能	主治病证	用法用量	备注
暴风客热					
风重于热证	明目上清丸（片）	清热散风，明目止痛。	用于外感风热所致的暴发火眼，红肿作痛，头晕目眩，眼边刺痒，大便燥结，小便黄赤等。	丸剂：口服。大蜜丸一次9g，一日2次；水丸一次1袋，一日1～2次。片剂：口服。一次4片，一日2次。	片剂：药典，基药，医保丸剂：基药，医保
	黄连上清丸（颗粒、胶囊、片）	散风清热，泻火止痛。	用于风热上攻、肺胃热盛所致的头晕目眩、暴发火眼、牙齿疼痛、口舌生疮、咽喉肿痛、耳痛耳鸣、大便秘结、小便短赤。也可用于暴风客热风重于热证，症见痒涩刺痛，羞明流泪，眵多黏稠，白睛红赤，胞睑微肿等。	丸剂：口服。规格（1）大蜜丸，一次1～2丸；规格（2）水蜜丸，一次3～6g；规格（3）水丸，一次3～6g，一日2次。颗粒剂：口服。一次2g，一日2次。胶囊：口服。规格（1）一次4粒，规格（2）一次2粒，一日2次。片剂：口服。规格（1）、（2）一次6片，一日2次。	丸剂：药典，基药，医保片剂：药典，基药，医保胶囊：基药，医保
	明目蒺藜丸	清热散风，明目退翳。	用于上焦火盛引起的暴发火眼，云蒙障翳，羞明多眵，眼边赤烂，红肿痛痒，迎风流泪等。	口服。一次9g，一日2次。	基药，医保
	黄连羊肝丸	泻火明目。	用于肝火旺盛，目赤肿痛，视物昏暗，羞明流泪，翳肉攀睛等。	口服。规格（1）大蜜丸，一次1丸；规格（2）水蜜丸，一次6g；规格（3）小蜜丸，一次9g，一日1～2次。	药典，基药，医保
	熊胆丸（胶囊）	清热利湿，散风止痛。	用于风热或肝经湿热引起的目赤肿痛，羞明多泪等。	口服。一次4粒，一日2次；小儿酌减。	丸剂、胶囊：药典，医保

证型	药物名称	功能	主治病证	用法用量	备注
热重于风证	上清丸（片）	清热散风，解毒排便。	用于风热火盛致的头晕耳鸣、目赤、口舌生疮、牙龈肿痛、大便秘结。也可用于暴风客热热重于风证，症见目痛较甚，怕热畏光，热泪如汤，胞睑红肿等。	丸剂：口服。大蜜丸一次1丸，水丸一次6g，一日1～2次。片剂：口服。一次2片，一日2次。	丸剂、片剂：药典，医保
	清宁丸	清热泻火，消肿通便。	用于火毒内蕴所致的咽喉肿痛、口舌生疮、头晕耳鸣、目赤牙痛、腹中胀满、大便秘结。也可用于暴风客热热重于风证，症见目痛较甚，眵多黄稠，热泪如汤，白睛红赤浮肿等。	口服。一次6g，一日1～2次。	药典，医保
	新清宁片（胶囊）	清热解毒，泻火通便。	用于内结实热所致的喉肿、牙痛、目赤、便秘、下痢、发热；感染性炎症见上述证候者。也可用于暴风客热热重于风证，症见目痛较甚，怕热畏光，胞睑红肿，白睛红赤浮肿等。	片剂：口服。一次3～5片，一日3次，必要时可适当加量；用于便秘，临睡前服5片。胶囊：口服。一次3～5粒，一日3次，必要时可适当加量；用于便秘，临睡前服5粒。	片剂、胶囊：医保
风热并重证	防风通圣丸（颗粒）	解表通里，清热解毒。	用于外寒内热，表里俱实，恶寒壮热，头痛咽干，小便短赤，大便秘结，瘰疬初起，风疹湿疮。也可用于暴风客热风热并重证，症见患眼焮热疼痛，刺痒交作，怕热畏光，泪热眵结，白睛赤肿等。	丸剂：口服。规格（1）大蜜丸，一次1粒；规格（2）浓缩丸，一次8丸；规格（3）水丸，一次6g，一日2次。颗粒剂：口服。一次1袋，一日2次。	颗粒剂：基药，医保 丸剂：药典，基药，医保

证型	药物名称	功能	主治病证	用法用量	备注
			天行赤眼		
初感疠气证	黄连羊肝丸	见67页	同前	同前	同前
	银翘解毒丸（颗粒、胶囊、软胶囊、片、合剂、口服液）	疏风解表，清热解毒。	用于风热感冒，症见发热头痛、咳嗽口干、咽喉疼痛。也可用于暴风客热初感疠气证，症见患眼碜涩灼热，羞明流泪，眼眵稀薄，白睛红赤等。	丸剂：用芦根汤或温开水送服。规格（1）浓缩蜜丸，一次1丸，一日2～3次。规格（2）大蜜丸、水蜜丸，一次1丸，一日2～3次。规格（3）浓缩丸，一次0.7～0.8g，一日3次。颗粒剂：开水冲服。规格（1）一次5g，规格（2）一次15g，一日3次；重症者加服1次。胶囊：口服。一次4粒，一日2～3次。软胶囊：口服。一次2粒，一日3次。片剂：口服。规格（1）、（2）、（3）一次4片，一日2～3次。合剂（含口服液）：口服。一次10ml，一日3次，用时摇匀。	丸剂、颗粒剂、片剂：药典，基药，医保 胶囊、软胶囊：药典、基药
	双黄连合剂（口服液、颗粒、胶囊、片）	疏风解表，清热解毒。	用于外感风热所致的感冒，症见发热、咳嗽、咽痛。也可用于暴风客热初感疠气证，症见患眼碜涩灼热，眼眵稀薄，眼睑微红，白睛点片状溢血等。	合剂（含口服液）：口服。一次20ml，一日3次；小儿酌减，或遵医嘱。颗粒剂：口服或开水冲服。规格（1）一次10g，一日3次；6个月以下，一次2～3g；6个月～1岁，一次3～4g；1～3岁，一次4～5g；3岁以上儿童酌量，或遵医嘱。规格（2）一次5g，一日3次；6个月以下，一次1～1.5g；6个月～1岁，一次1.5～2g；1～3岁，	合剂、口服液、颗粒剂、片剂：药典，医保，基药 胶囊：基药，医保

证型	药物名称	功　能	主治病证	用法用量	备注
初感疬气证				一次 2～2.5g；3岁以上儿童酌量，或遵医嘱。胶囊：口服。一次 4 粒，一日 3 次；小儿酌减，或遵医嘱。片剂：口服。一次 4 片，一日 3 次；小儿酌减，或遵医嘱。	
	抗病毒片（口服液）	清热祛湿，凉血解毒。	用于风热感冒，瘟病发热及上呼吸道感染、流感、腮腺炎等病毒性感染疾患。也可用于病毒性结膜炎初感疬气证者，症见患眼碜涩灼热，羞明流泪，眼眵稀薄，眼睑微红等。	片剂：口服。一次 4 片，一日 3 次。口服液：口服。一次 10ml，一日 2～3 次（早饭前和午饭、晚饭后各服一次）；小儿酌减。	片剂：医保 口服液：药典，医保
	板蓝根颗粒（片）	清热解毒，凉血利咽。	用于肺胃热盛所致的咽喉肿痛、口咽干燥、腮部肿胀；急性扁桃体炎、腮腺炎见上述证候者。也可用于病毒性结膜炎，辨证为初感疬气证者，症见患眼碜涩灼热，眼眵稀薄，白睛点片状溢血等。	颗粒剂：开水冲服。规格（1）一次 3～6g，规格（2）（3）一次 5～10g，一日 3～4 次。片剂：口服。一次 2～4 片，一日 3 次。	颗粒剂：药典，基药，医保 片剂：医保
	感冒退热颗粒	清热解毒，疏风解表。	用于上呼吸道感染、急性扁桃体炎、咽喉炎属外感风热、热毒壅盛证，症见发热、咽喉肿痛。也可用于病毒性结膜炎，辨证为初感疬气证者，症见患眼碜涩灼热，眼眵稀薄，眼睑微红，白睛红赤等。	开水冲服。一次 1～2 袋，一日 3 次。	药典

证型	药物名称	功能	主治病证	用法用量	备注
初感疬气证	清热解毒颗粒（片、胶囊、软胶囊、口服液）	清热解毒。	用于热毒壅盛所致发热面赤、烦躁口渴、咽喉肿痛；流感、上呼吸道感染见上述证候者。也可用于病毒性结膜炎，辨证为初感疬气者，症见患眼碜涩灼热，羞明流泪，眼眵稀薄，白睛红赤等。	颗粒剂：开水冲服。一次1～2袋，一日3次；或遵医嘱。片剂：口服。规格（1）一次4片，规格（2）、（3）一次2～4片，一日3次；儿童酌减。胶囊：口服。一次2～4粒，一日3次。软胶囊：口服。一次2～4粒，一日3次。口服液：口服。一次10～20ml，一日3次；儿童酌减，或遵医嘱。	颗粒剂：基药，医保胶囊：医保片剂：医保口服液：药典，医保
热毒炽盛证	清瘟解毒丸（片）	清瘟解毒。	用于外感时疫，憎寒壮热，头痛无汗，口渴咽干，痄腮，大头瘟。也可用于病毒性结膜炎，辨证为热毒炽盛者，症见患眼灼热疼痛，热泪如汤，胞睑红肿，黑睛星翳等。	丸剂：口服。一次2丸，一日2次。片剂：口服。一次6片，一日2～3次。小儿酌减。	丸剂：药典，医保片剂：医保
	连花清瘟胶囊（颗粒）	清瘟解毒，宣肺泄热。	用于治疗流行性感冒属热毒袭肺证，症见发热或高热恶寒，肌肉酸痛，鼻塞流涕，咳嗽，头痛，咽干咽痛，舌偏红，苔黄或黄腻。也可用于病毒性结膜炎，辨证为热毒炽盛者，症见患眼灼热疼痛，热泪如汤，胞睑红肿，白睛红赤壅肿，弥漫溢血等。	胶囊：口服。一次4粒，一日3次。颗粒剂：口服。一次1袋，一日3次。	胶囊：医保，基药颗粒剂：医保

证型	药物名称	功 能	主治病证	用法用量	备注
热毒炽盛证	牛黄清胃丸	清胃泻火，润燥通便。	用于心胃火盛所致的头晕目眩、口舌生疮、牙龈肿痛、乳蛾咽痛、便秘尿赤。也可用于病毒性结膜炎，辨证为热毒炽盛者，症见患眼灼热疼痛，胞睑红肿，白睛红赤壅肿，黑睛星翳等。	口服。一次2丸，一日2次。	医保
	龙胆泻肝丸（颗粒、胶囊、片）	清肝胆，利湿热。	用于肝胆湿热，头晕目赤，耳鸣耳聋，耳肿疼痛，胁痛口苦，尿赤涩痛，湿热带下。也可用于病毒性结膜炎，辨证为热毒炽盛，症见患眼灼热疼痛，热泪如汤，白睛弥漫溢血，黑睛星翳等。	丸剂：口服。大蜜丸一次1~2丸，水丸一次3~6g，一日2次。颗粒剂：开水冲服，一次4~8g，一日2次。胶囊：口服。规格（1）一次4粒，规格（2）一次2粒，一日3次。片剂：口服。一次4~6片，一日2~3次。	丸剂：药典，医保片剂、胶囊：医保颗粒剂：医保

单纯疱疹病毒性角膜炎

单纯疱疹病毒性角膜炎（Herpes simplex keratitis，HSK）是
Ⅰ型单纯疱疹病毒感染所致的眼科最常见疾病，在病毒性角膜炎发
病率中占 80%。本病初起，黑睛上出现细小星点聚在一起，伴有眼
内羞明，流泪，疼痛，抱轮红赤，视力障碍等；其传变甚速，贵在
早治，若拖延日久，不仅难以速愈，且容易反复发作等导致失明。

本病是目前世界上危害严重的感染性眼病之一，抗生素与糖
皮质激素的广泛应用及配戴角膜接触镜的增加，使其发病率呈上
升趋势，在美国每年约 50 万新发病例，在我国城市盲目调查报告
中，角膜盲占第二位，而病毒性角膜炎占角膜盲首位。其发病特
点为病程迁延，复发率高，对药物治疗抵抗，轻者视力下降，重
者失明，重症病例增加，且角膜移植手术受限于角膜原材料不足，
无有效控制复发的药物。高致盲率严重危害和影响人类的生活和
工作，其中 45％的患者在感染后 1 年间复发。

现代医学治疗主要用阿昔洛韦抗病毒眼药水等，治疗上的误
区也增加了重症病例。HSK 的治疗是复杂而艰难的过程，应该在
病程的不同阶段，根据疾病的不同临床类型，采取不同的治疗措
施，合理恰当用药，密切观察，调整治疗方案，控制病情发展，
提高治疗率。免疫增强药物用于治疗慢性基质型 HSK，改善症状，
减轻角膜水肿，减少复发；转移因子作为淋巴细胞调节剂，使机

体提高正常细胞免疫功能，以发挥抗病毒的作用；干扰素是一种广谱抗病毒物质，可促进机体抗病毒感染的免疫反应，并防止某些病毒基因整合细胞，联合应用具有协同或相加作用。糖皮质激素药物可应用于无上皮损害的角膜基质炎、内皮炎、角膜葡萄膜炎等，在抗病毒药物应用的同时小剂量使用糖皮质激素，可获得满意疗效。且手术角膜移植也受限于角膜的原材料远不能满足临床的需要。

本病中医称之为"聚星障"，是因外感风热或风寒，上犯于目；外邪入里化热，或肝经伏火，火热上炎；或素食煎炒五辛，致脾胃湿热蕴积，蒸灼黑睛；或素体阴虚或患热病后灼伤津液，致阴津缺乏，虚火上炎，再兼风邪为犯而发病。

一、中医病因病机分析及常见证型

中医学对单纯疱疹病毒性角膜炎早有认识，并将此病归属于"聚星障"范畴，积累了丰富的临床治疗经验。如《原机启微》称之为"风热不制病"。《证治准绳》谓本病"乌珠上有细颗或白色，或微黄。微黄者急而变重，或联缀，或团聚，或散漫，或一同生起，或先后逐渐一而二、二而三、三而四、四而六七八十数余。如此生起者，初起者易治，生定者迟退。能大者有变，团聚生大而作一块者，有凝脂之变；联缀四散，傍风轮白际而起，变大而接连者，花翳白陷也"。

本病位于角膜，角膜属风轮，责之于肝，而肝与脾有相生相克关系，肝肾同源，故本病与肝、脾、肾关系密切。新病多属实证，反复发作者常虚实夹杂。病初起，因风邪为犯，肝主风，故可出现畏光、流泪等症状。若肝火炽盛，角膜受灼，则眼痛、畏光、流泪等症加重。脾喜燥恶湿，若湿热上犯，蒙蔽清窍，则眼症缠绵不愈，角膜水肿明显。若眼症反复发作，体弱肾虚，多为本虚标实的表现，如治疗不当，则严重影响视力，甚至失明。

治疗本病，宜分辨病之新久，邪之轻重。一般病初期及新病，以实证为主，宜祛除邪气为先；病情缠绵，反复发作者，须分辨虚实之孰轻孰重，采用扶正祛邪法耐心调理，方能奏效。

二、辨证选择中成药

中医学认为单纯疱疹病毒性角膜炎可分为四种证型，分别为肝经风热证、肝胆火炽证、湿热蕴蒸证、阴虚邪留证。

1. 肝经风热证

【临床表现】眼痛，羞明流泪，抱轮红赤，黑睛浅层点状混浊或深层混浊，兼见头痛鼻塞，口苦咽干；舌红，苔薄黄，脉浮数。

【辨证要点】眼痛，羞明流泪，抱轮红赤等上述眼部症状较轻，伴有头痛，鼻塞，口苦咽干；舌苔薄黄，脉浮数。

【病机简析】风邪入里化热，或素有肝经伏火，内外合邪，伤及黑睛，致生翳障，病情轻浅，故辨以黑睛浅层点状星翳。风热束表，肺失宣发，鼻窍不通，出现鼻塞；风热阻滞经络，肝失疏泄，不通则痛，出现头痛、口苦咽干，舌红，苔薄黄，脉浮数等症状。

【治法】疏风清热。

【辨证选药】银翘解毒丸（颗粒、胶囊、软胶囊、片、合剂、口服液）、板蓝根颗粒（片）、双黄连合剂（口服液、颗粒、胶囊、片）、抗病毒片（口服液）、清热解毒颗粒（片、胶囊、软胶囊、口服液）。

2. 肝胆火炽证

【临床表现】患眼涩痛，灼热畏光，热泪频流，白睛混赤，黑睛生翳，扩大加深，呈树枝状或地图状；或兼见胁痛，口苦咽干，溺黄；舌红苔黄，脉弦数。

【辨证要点】灼热畏光，热泪频流等眼部症状较重，同时伴有胁痛，口苦咽干，溺黄；舌红苔黄，脉弦数。

【病机简析】肝胆火毒炽盛，邪深毒重，黑睛受灼，故辨以黑睛生翳，扩大加深，呈树枝状或地图状；或兼见胁痛，口苦咽干，溺黄；舌红苔黄，脉弦数。

【治法】清肝泻火。

【辨证选药】可选用泻青丸、明目上清丸（片）、黄连上清丸（颗粒、胶囊、片）、明目蒺藜丸、上清丸（片）、清宁丸、新清宁片（胶囊）。

3. 湿热蕴蒸证

【临床表现】患眼热泪胶黏，抱轮红赤，黑睛生翳，如地图状，或黑睛深层生翳，呈圆盘状混浊、肿胀，或病情缠绵，反复发作；伴头重胸闷，口黏纳呆，便溏；舌红苔黄腻，脉濡数。

【辨证要点】患眼热泪胶黏为特点，病情缠绵，反复发作；并伴有头重胸闷，口黏纳呆，便溏；舌红苔黄腻，脉濡数。

【病机简析】恣食肥甘厚味或煎炒之物，损伤脾胃，酿成脾胃湿热，土反克木，湿热内蕴，熏蒸黑睛，故辨以黑睛深层生翳，呈圆盘状混浊、肿胀，或病情缠绵，反复发作；伴头重胸闷，口黏纳呆，便溏；舌红苔黄腻，脉濡数。

【治法】清热祛湿。

【辨证选药】可选用龙胆泻肝丸（颗粒、胶囊、片）、清瘟解毒丸（片）、连花清瘟胶囊（颗粒）、牛黄清胃丸。

4．阴虚邪留证

【临床表现】眼内干涩不适，羞明减轻，抱轮微红，黑睛生翳日久，迁延不愈或时愈时发，伴有口干咽燥；舌红少苔，脉细数。

【辨证要点】主要以黑睛生翳日久，迁延不愈或时愈时发为特点，伴有口干咽燥；舌红少苔，脉细数。

【病机简析】素体阴虚，正气不足或久病伤阴，津液耗伤，阴虚无力抗邪，阴津亏乏，或时感风邪，故辨以迁延不愈或时愈时发，伴有口干咽燥；舌红少苔，脉细数。

【治法】滋阴祛风。

【辨证选药】可选用加味地黄丸。

三、用药注意

1．随时监测感冒患者的体温，若出现高热时，用药务必咨询医师。

2．如正在服用其他药品，应告知医师。

3．饮食宜清淡，忌肥甘厚味。

4．儿童用药，须咨询医师，并必须在成人的监护下使用。

5．对于具体药品的饮食禁忌、配伍禁忌、妊娠禁忌、证候禁忌、病证禁忌、特殊体质禁忌、特殊人群禁忌等，各药品内容中均有详细介绍，用药前务必仔细阅读。

附一

常用治疗单纯疱疹病毒性角膜炎的中成药药品介绍

（一）肝经风热证常用中成药品种

银翘解毒丸（颗粒、胶囊、软胶囊、片、合剂、口服液）

【处方】金银花、连翘、薄荷、荆芥、淡豆豉、牛蒡子（炒）、桔梗、淡竹叶、甘草。

【功能与主治】疏风解表，清热解毒。用于风热感冒，症见发热头痛、咳嗽口干、咽喉疼痛。也可用于单纯疱疹病毒性角膜炎肝经风热证，症见眼痛，羞明流泪，抱轮红赤，黑睛浅层点状混浊或深层混浊等。

【用法与用量】

丸剂：口服。规格（1）一次3丸，规格（2）一次1丸，规格（3）一次60丸，一日2～3次。

颗粒剂：开水冲服。规格（1）一次1袋，规格（2）一次6袋，一日3次，重症者加服1次。

胶囊：口服。一次4粒，一日2～3次。

软胶囊（胶丸）：口服。一次2粒，一日3次。

片剂：口服。规格（1）一次4片，规格（2）一次2片，规格（3）一次2片，一日2～3次。

合剂（含口服液）：口服。一次10ml，一日3次，用时摇匀。

【禁忌】对本品过敏者禁用，忌烟、酒及辛辣、生冷、油腻食物。

【注意事项】

1．过敏体质者慎用。

2．不宜在服药期间同时服用滋补性中成药。

3．风寒感冒者不适用，其表现为恶寒重，发热轻，无汗，鼻塞流清涕，口不渴，咳吐稀白痰。

4．有高血压、心脏病、肝病、糖尿病、肾病等慢性病严重者、孕妇或正在接受其他治疗的患者，均应在医师指导下服用。

5．服药 3 天后，症状无改善，或出现发热咳嗽加重，并有其他症状如胸闷、心悸等时应去医院就诊。

6．连续服用应向医师咨询。

【规格】

丸剂：（1）每丸重 3g，（2）每丸重 9g，（3）每 10 丸重 1.5g。

颗粒剂：每袋装（1）15g，（2）2.5g。

胶囊：每粒装 0.4g。

软胶囊：每粒装 0.45g。

片剂：（1）每片重 0.3g；（2）素片，每片重 0.5g；（3）薄膜衣片，每片重 0.52g。

合剂（含口服液）：每支（瓶）装（1）10ml，（2）100ml。

【贮藏】 密封。

【药理毒理】 银翘解毒片有一定解热、抗炎和抗病原微生物作用。

· **解热作用** 银翘解毒片灌胃给药 2 天，对三联菌苗所致大鼠发热有解热作用[1]。

· **抗菌作用** 银翘解毒片灌胃给药，能降低肺炎双球菌感染小鼠的死亡率。体外试验，银翘解毒片对金黄色葡萄球菌、枯草杆菌、变形杆菌、沙门氏菌、肺炎链球菌、铜绿假单胞菌等均有抑制作用[1]。

· **抗病毒作用**　银翘解毒片腹腔注射，对甲型流感病毒粤防72-243 感染小鼠有保护作用，但口服给药无效[1]。体外试验，银翘解毒片对流感病毒甲1、甲3型有抑制作用[1]。

· **镇痛作用**　银翘解毒片灌胃，能减少醋酸所致小鼠扭体次数，腹腔注射，能提高小鼠热板刺激的痛阈值[1]。

· **毒理**　长期毒性试验，银翘解毒片灌胃给药10周，大鼠体重增长、血液学、血液生化学、主要脏器组织学检查均未见明显异常，停药2周亦无异常发现[2]。

【临床报道】来自门诊的风热感冒所致发热头痛患者972例，分别用银翘解毒丸、银翘解毒片、银翘解毒蜜治疗。银翘解毒丸2个疗程治愈率75.2%（249例），有效率81.3%（269例）。银翘解毒片2个疗程治愈率78.9%（228例），有效率86.5%（250例）。银翘解毒蜜2个疗程治愈率83.0%（292例），有效率92.6%（326例）[3]。

【参考文献】

[1] 周远鹏，江京莉，严少敏，等.银翘解毒片的药理研究[J].中成药，1990，（1）：22.

[2] 王宗伟，吴杰，危建安，等.银翘解毒片长期毒性实验研究[J].中医研究，2001，14（3）：13.

[3] 书花，李潞勇，李文虎.银翘解毒丸改剂及疗效观察[J].中国民间疗法，2008，1：3.

板蓝根颗粒（片）

【处方】 板蓝根。

【功能与主治】 清热解毒，凉血利咽。用于肺胃热盛所致的咽喉肿痛、口咽干燥、腮部肿胀；急性扁桃体炎、腮腺炎见上述证候者。也可用于病毒性角膜炎肝经风热证，症见眼痛，羞明流泪等。

【用法与用量】

颗粒剂：开水冲服。规格（1）一次3～6g，规格（2）、（3）一次5～10g，一日3～4次。

片剂：口服。一次2～4片，一日3次。

【禁忌】

1. 阴虚火旺者慎用。

2. 忌烟酒及辛辣、鱼腥食物。

3. 对本品过敏者禁用，过敏体质者慎用。

4. 本品性状发生改变时禁止使用。

【注意事项】

1. 不宜在服药期间同时服用滋补性中药。

2. 有高血压、心脏病、肝病、糖尿病、肾病等慢性病严重者应在医师指导下服用。

3. 儿童、孕妇、哺乳期妇女、年老体弱、脾虚便溏者应在医师指导下服用。

4. 扁桃体有化脓或发热体温超过38.5℃的患者应去医院就诊。

5. 服药3天症状无缓解，应去医院就诊。

6．儿童必须在成人监护下使用。

7．请将本品放在儿童不能接触的地方。

8．如正在使用其他药品，使用本品前请咨询医师或药师。

【规格】

颗粒剂：每袋装（1）3g（相当于饮片7g），（2）5g（相当于饮片7g），（3）10g（相当于饮片14g）。

片剂：糖衣片，每片重0.25g。

【贮藏】 密封。

【药理毒理】 板蓝根颗粒（片）具有抗菌消炎的作用，并对机体免疫系统具有一定促进作用。

·**抗菌消炎作用** 实验证明，板蓝根对革兰阳性和阴性杆菌都有抑制作用[1]。

·**对机体免疫系统的作用** 现已证明，板蓝根多糖对特异性、非特异性免疫均起一定促进作用[2]。

【临床报道】

·**呼吸系统疾病的应用** 治疗感冒发热（如病毒性流感）、咽喉肿痛（如急性喉炎）、流行性腮腺炎、扁桃体炎和口腔溃疡等[3]。

·**消化系统疾病的应用** 板蓝根作为肝炎的传统用药，预防及治疗病毒性肝炎效果确切，可用来治疗乙型肝炎病毒表面抗原携带者，还可用于淤胆型肝炎。另外，口服板蓝根冲剂可用于治疗复发性口疮、婴幼儿秋冬季腹泻及小儿肠炎[3]。

·**皮肤及骨骼疾病的应用** 板蓝根注射液肌注或加病毒灵片等调涂患处治疗带状疱疹、玫瑰糠疹、扁平疣、尖锐湿疣、单纯疱疹、肋软骨炎均有良效。另外还可用于银屑病、假肉瘤样增生、水痘、传染性软疣等的治疗[4]。

·眼科疾病的应用 流行性结膜炎用板蓝根注射液点眼，优于氯霉素眼药水。单纯疱疹病毒性眼病用板蓝根注射液 2ml 加入 6ml 生理盐水中，配成 1 : 3 的点眼液，疗效好，无副反应[5]。

·病毒性心肌炎的应用 用复方板蓝根冲剂治疗病毒性心肌炎可获得较好的疗效[7]。

·泌尿系统疾病的应用 板蓝根可用于治疗泌尿系结石[8]。

【参考文献】

[1] 孙静，宋光明，李玲，等.板蓝根提取物体内外抑菌作用研究 [J].武警医学，2011，22（5）：412-413，415.

[2] 庞竹林，汤郡.板蓝根对试验性小鼠遗传毒性的影响 [J].广州医学院学报，2003，（28）：13-16.

[3] 陈庆.板蓝根药理作用与临床应用 [J].中国药事，2009，（6）：607-608.

[4] 毛建设.板蓝根合剂加味治疗扁平疣 [J].湖北中医杂志，1999，1（4）：183-188.

[5] 娄卫宁，邱福军.板蓝根滴眼液的制备及临床应用 [J].中国药学杂志，1998，33（8）：501-506.

[6] 单风平.50% 板蓝根注射液对小鼠 Friend 红白血病细胞 3CL-8 体内外的杀伤作用 [J].中草药，1994，25（8）：417-419.

[7] 马维勇，陆仁英.复方板蓝根颗粒治疗病毒性心肌炎的疗效观察 [J].实用心脑肺血管病杂志，2003，11（3）：135-138.

[8] 万玉丽.板蓝根药理研究综述 [J].中华医学研究杂志，2007，11.

双黄连合剂（口服液、颗粒、胶囊、片）

【处方】 金银花、黄芩、连翘。

【功能与主治】 疏风解表，清热解毒。用于外感风热所致的感冒，症见发热、咳嗽、咽痛。也可用于病毒性角膜炎肝经风热证，症见眼痛，羞明流泪，抱轮红赤等上述眼部症状较轻者。

【用法与用量】

合剂（含口服液）：口服。一次20ml，一日3次；小儿酌减，或遵医嘱。

颗粒剂：口服或开水冲服。规格（1）一次10g，一日3次；6个月以下，一次2～3g；6个月～1岁，一次3～4g；1～3岁，一次4～5g；3岁以上儿童酌量，或遵医嘱。规格（2）一次5g，一日3次；6个月以下，一次1～1.5g；6个月～1岁，一次1.5～2g；1～3岁，一次2～2.5g；3岁以上儿童酌量，或遵医嘱。

胶囊：口服。一次4粒，一日3次；小儿酌减，或遵医嘱。

片剂：口服。一次4片，一日3次；小儿酌减，或遵医嘱。

【禁忌】

1．风寒感冒者慎用。

2．忌烟酒及辛辣、生冷、油腻食物。

3．对本品过敏者禁用，过敏体质者慎用。

【注意事项】

1．不宜在服药期间同时服用滋补性中药。

2．糖尿病患者及有高血压、心脏病、肝病、肾病等慢性病严重者应在医师指导下服用。

3．儿童、孕妇、哺乳期妇女、年老体弱及脾虚便溏者应在医师指导下服用。

4．发热体温超过38.5℃的患者，应去医院就诊。

5．服药 3 天症状无缓解，应去医院就诊。

6．本品性状发生改变时禁止使用。

7．儿童必须在成人监护下使用。

8．请将本品放在儿童不能接触的地方。

9．如正在使用其他药品，使用本品前请咨询医师或药师。

【规格】

合剂（含口服液）：（1）每瓶装 100ml，（2）每瓶装 200ml，（3）每支装 10ml，（4）每支装 20ml；

颗粒剂：每袋装（1）5g（相当于净饮片 15g），（2）5g（相当于净饮片 30g）。

胶囊：每粒装 0.4g。

片剂：每片重 0.53g。

【贮藏】密封，避光，置阴凉处。

【药理毒理】双黄连口服液（片、颗粒、胶囊）有解热、抗炎和一定抗病原微生物作用。

・**解热、抗炎作用** 双黄连口服液 22.5g（生药）/kg 灌胃，对大肠杆菌内毒素所致家兔发热有解热作用。双黄连口服液对二甲苯致小鼠耳肿胀、蛋清性大鼠足趾肿胀、H^+ 致小鼠腹腔毛细血管通透性提高均具明显的抑制作用；双黄连口服液能明显抑制发热模型家兔肛温的升高[1]。

・**抗菌作用** 体外试验，双黄连口服液对甲型链球菌、乙型链球菌、大肠杆菌、铜绿假单胞菌、肺炎双球菌、金黄色葡萄球菌、白色葡萄球菌、变形杆菌、脑膜炎双球菌、白喉杆菌、幽门螺旋杆菌有一定的抑制作用[2, 3]。

・**抗病毒作用** 双黄连口服液对呼吸道合胞病毒（RSV）感染

鼠有保护作用，能降低组织内病毒滴度，阻止体内病毒复制，抗 RSV 作用类似于同剂量的病毒唑[4]；能抗流感 A_3 型病毒。双黄连口服液灌胃，可减轻柯萨奇病毒 B3 感染所致病毒性心肌炎模型小鼠的心肌病理性损伤，抑制心肌内病毒的复制[5]；能显著抑制 H9N2 亚型禽流感病毒引起的小鼠肺炎实变，对感染小鼠有显著的生命保护作用；对感染病毒后小鼠脾脏和胸腺萎缩具有显著的抑制作用，并能提升感染小鼠脾脏中 $CD4^+/CD8^+$ 值[6]。

·**毒理** 急性毒性试验，灌服双黄连口服液达 225g（生药）/kg 小鼠活动仍正常，也无死亡；长期毒性试验，双黄连口服液 54g（生药）/kg 和 27g（生药）/kg 给大鼠灌胃 30 天，体重、血液学指标、血液生化学指标、重要脏器系数及病理组织学检查均未见明显异常[7]。

【临床报道】 用双黄连口服液治疗呼吸道感染 100 例，疗效显著，其有效率达 99%。在退热、咽痛、咽充血、止咳、血象及胸片正常方面疗效均优于对照组，故及早使用有利于缩短疗程，减少病情变化。联合利巴韦林静脉滴注治疗流行性感冒比单纯利巴韦林静脉滴注治疗具有更好的临床疗效[8]。对轻型甲型 H1N1 流感病例具有较好的疗效[6]。

【参考文献】

[1] 叶沛光，黄余龙. 双黄连口服液抗炎解热作用的实验研究 [J]. 宜春学院学报（自然科学），2006，28（2）：110-111.

[2] 高法彬，邱世翠，彭启海，等. 双黄连口服液体外抑菌作用研究 [J]. 时珍国医国药，2001，12（7）：584.

[3] 蒋振明，徐国缨，张存钧，等. 中药复方对幽门螺杆菌抑菌作用的体外实验 [J]. 中国中西医结合消化杂志，2001，9（2）：101.

[4] 吴成林，杨占秋，侯炜，等. 双黄连口服液抗呼吸道合胞病毒的实验研究 [J]. 数理医药学杂志，2005，18（6）：592-594.

[5] 金玉兰，朴美花，曹东铉，等. 双黄连和干扰素对急性病毒性心肌炎小鼠的影响 [J]. 中国中医药科技，2002，9（2）：78.

[6] 周雪梦，陆春妮，亢文宝，等. 清开灵和双黄连口服液体内抗禽流感病毒作用 [J]. 中草药，2011，42（7）：1351-1356.

[7] 周德刚，张晓会. 双黄连口服液的急性毒性试验研究 [J]. 中国兽药杂志，2011，45（12）：29-30.

[8] 林娟，潘秀华. 双黄连口服液治疗呼吸道感染 100 例 [J]. 福建中医杂志，1997，28（6）：26.

抗病毒片（口服液）

【处方】 板蓝根、石膏、知母、生地黄、广藿香、连翘、芦根、郁金、石菖蒲。

【功能与主治】 清热祛湿，凉血解毒。用于风热感冒，瘟病发热及上呼吸道感染、流感、腮腺炎等病毒性感染疾患。也可用于病毒性角膜炎肝经风热证，症见眼痛，羞明流泪等。

【用法与用量】

片剂：口服。一次 4 片，一日 3 次。

口服液：口服。一次 10ml，一日 2～3 次（早饭前和午饭、晚饭后各服一次）；小儿酌减。

【禁忌】

1. 孕妇、哺乳期妇女禁用。

2. 服药期间忌服滋补性中药。

3. 忌烟酒及辛辣、生冷、油腻食物。

4．脾胃虚寒泄泻者慎服。

【注意事项】

1．临床症见发高热体温超过 38.5℃的患者，请去医院就诊。

2．高血压、心脏病、肝病、糖尿病、肾病等慢性病严重者应在医师指导下服用。

3．本品不宜长期服用，服药 3 天症状无缓解，或临床症状较重，病程较长或合并有细菌感染的患者，应去医院就诊，或加服其他药物治疗。

4．严格按用法用量服用，儿童、年老体弱者应在医师指导下服用。

5．对本品过敏者禁用，过敏体质者慎用。

6．本品性状发生改变时禁止使用。

7．儿童必须在成人的监护下使用。

8．请将本品放在儿童不能接触的地方。

9．如正在使用其他药品，使用本品前请咨询医师或药师。

【规格】

片剂：薄膜衣片，每片重 0.32g。

口服液：每支装 10ml。

【贮藏】密封，置阴凉干燥处。

【药理毒理】临床前动物实验结果提示：本品灌胃给药对小鼠流感病毒性肺炎有保护作用，可抑制三联菌苗所致家兔体温升高，对蛋清致大鼠足跖肿胀、二甲苯致小鼠耳郭肿胀、小鼠棉球肉芽肿和腹腔毛细血管通透性增加均有抑制作用。

清热解毒颗粒（片、胶囊、软胶囊、口服液）

【处方】黄连、水牛角、玄参、金银花、地黄、大青叶、连翘、知母、石膏。

【功能与主治】清热解毒，养阴生津，泻火。用于风热型感冒、流行性腮腺炎及轻、中型乙型脑炎。也可用于病毒性角膜炎肝经风热证，症见眼痛，羞明流泪，黑睛浅层点状混浊或深层混浊等。

【用法与用量】

颗粒剂：开水冲服。规格（1）、（2）一次18g，一日3次；小儿酌减，或遵医嘱。

片剂：口服。规格（1）一次4片，规格（2）、（3）一次2～4片，一日3次；小儿酌减。

胶囊：口服。一次2～4粒，一日3次。

软胶囊：口服。一次2～4粒，一日3次。

口服液：口服。一次10～20ml，一日3次；小儿酌减，或遵医嘱。

【禁忌】

1．风寒感冒者、脏腑虚寒及虚热等证忌用。

2．忌烟酒及辛辣食物。

3．对本品过敏者禁用，过敏体质者慎用。

4．本品性状发生改变时禁止使用。

【注意事项】

1．不宜久服。

2．不宜在服药期间同时服滋补性中药。

3．有高血压、心脏病、肝病、肾病等慢性病严重者应在医师指导下服用。

4．服药3天症状无缓解，应去医院就诊。

5．儿童、年老体弱者应在医师指导下服用。

6．儿童必须在成人监护下使用。

7．请将本品放在儿童不能接触的地方。

8．如正在使用其他药品，使用本品前请咨询医师或药师。

【规格】

颗粒剂：每袋装（1）9g，（2）18g。

片剂：每片重（1）0.31g（薄膜衣），（2）0.52g（薄膜衣），（3）0.52g（糖衣）。

胶囊：每粒装0.3g。

软胶囊：每粒装1.2g。

口服液：每支（瓶）装（1）10ml，（2）10ml（无糖型），（3）120ml。

【贮藏】密封，置阴凉处。

（二）肝胆火炽证常用中成药品种

泻青丸

【处方】龙胆草、栀子、青黛、大黄（酒炒）、羌活、防风、当归、川芎。

【功能与主治】清肝泻火。用于单纯疱疹病毒性角膜炎肝胆火炽证，症见患眼涩痛，灼热畏光，热泪频流等，兼见胁痛，口苦咽干，溺黄；舌红苔黄，脉弦数。

【用法与用量】口服。一次1袋，一日2次；小儿酌减。

【注意事项】

1．忌烟酒，忌食辛辣、鱼腥、生冷、油腻刺激性食物。

2．不宜在服药期间同时服用滋补性中成药。

3．有高血压、心脏病、肝病、糖尿病、肾病等慢性病严重者，孕妇或正在接受其他治疗的患者，均应在医师指导下服用。

4．按照用法用量服用，小儿、年老体虚者应在医师指导下服用。

5．连续服用应向医师咨询。

【规格】每袋装7g。

【贮藏】密封。

明目上清丸（片）

【处方】桔梗、熟大黄、天花粉、石膏、麦冬、玄参、栀子、蒺藜、蝉蜕、甘草、陈皮、菊花、车前子、当归、黄芩、赤芍、黄连、枳壳、薄荷脑、连翘、荆芥油。

【功能与主治】清热散风，明目止痛。用于外感风热所致的暴发火眼，红肿作痛，头晕目眩，眼边刺痒，大便燥结，小便黄赤等。

【用法与用量】

丸剂：口服。大蜜丸一次9g，一日2次；水丸一次1袋，一日1～2次。

片剂：口服。一次4片，一日2次。

【禁忌】

1．脾胃虚寒者慎用。

2．孕妇禁用。

3．忌辛辣、燥热、油腻、黏滞食物。

【注意事项】

1．忌烟酒，宜清淡、易消化饮食。

2．心脏病、肝病、糖尿病、肾病等慢性病患者应在医师指导下服用。

3．服药后大便次数每日 2～3 次者，应减量；每日 3 次以上者，应停用并向医师咨询。

4．服药 3 天后症状无改善，或加重者，应立即停药并去医院就诊。

5．小儿、年老体弱及脾胃虚寒者慎用，若需使用，必须在医师指导下使用。

6．对本品过敏者禁用，过敏体质者慎用。

7．本品性状发生改变时禁止使用。

8．儿童必须在成人监护下使用。

9．请将本品放在儿童不能接触的地方。

10．如正在使用其他药品，使用本品前请咨询医师或药师。

【规格】

丸剂：大蜜丸，每丸重 9g；水丸，每袋装（1）9g，（2）6g。

片剂：素片，每片重 0.60g；薄膜衣片，每片重 0.63g。

【贮藏】密封，防潮。

黄连上清丸（颗粒、胶囊、片）

【处方】黄连、栀子（姜制）、连翘、炒蔓荆子、防风、荆芥穗、白芷、黄芩、菊花、薄荷、酒大黄、黄柏（酒炒）、桔梗、川芎、石膏、旋覆花、甘草。

【功能与主治】散风清热，泻火止痛。用于风热上攻、肺胃热盛所致的头晕目眩、暴发火眼、牙齿疼痛、口舌生疮、咽喉肿痛、耳痛耳鸣、大便秘结、小便短赤。也可用于病毒性角膜炎肝胆火炽证，症见患眼涩痛，灼热畏光，热泪频流，白睛混赤等。

【用法与用量】

丸剂：口服。规格（1）大蜜丸，一次 1 ～ 2 丸；规格（2）水蜜丸，一次 3 ～ 6g；规格（3）水丸，一次 3 ～ 6g，一日 2 次。

颗粒剂：口服。一次 2g，一日 2 次。

胶囊：口服。规格（1）一次 4 粒，规格（2）一次 2 粒，一日 2 次。

片剂：口服。规格（1）、（2）一次 6 片，一日 2 次。

【禁忌】

1．阴虚火旺者慎用。

2．脾胃虚寒者禁服。

3．孕妇禁用，老人、儿童慎用。

4．忌烟酒及辛辣食物。

【注意事项】

1．不宜在服药期间同时服用滋补性中药。

2．有高血压、心脏病、糖尿病、肝病、肾病等慢性病严重者应在医师指导下服用。

3．服药 3 天症状无缓解，应去医院就诊。

4．儿童、年老体弱者应在医师指导下服用。

5．对该品过敏者禁用，过敏体质者慎用。

6．药品性状发生改变时禁止服用。

7．儿童必须在成人监护下使用。

8．请将此药品放在儿童不能接触的地方。

9．如正在服用其他药品，使用该品前请咨询医师或药师。

【规格】

丸剂：（1）每丸重6g，（2）每40丸重3g，（3）每袋装6g。

颗粒剂：每袋装2g。

胶囊：每粒装（1）0.3g，（2）0.4g。

片剂：（1）薄膜衣片，每片重0.31g；（2）糖衣片，片芯重0.3g。

【贮藏】 密封。

【临床报道】

·**复发性口腔溃疡** 强永久、潘元芝用黄连上清丸配合局部用药治疗158例复发性口腔溃疡患者，结果显效127例，占80.3%，有效31例，占19.7%[1]。

·**银屑病** 贾兰霞用黄连上清丸治疗银屑病1例，取得良好疗效[2]。

【参考文献】

[1] 强永久，潘元芝.黄连上清丸治疗复发性口腔溃疡效果好[J].基层中药杂志，1994，（3）.

[2] 贾兰霞.黄连上清丸治疗银屑病1例[J].中国民间疗法，2005，（5）.

明目蒺藜丸

【处方】 黄连、川芎、白芷、蒺藜（盐水炙）、地黄、荆芥、旋覆花、菊花、薄荷、蔓荆子（微炒）、黄柏、连翘、密蒙花、防风、赤芍、栀子（姜水炙）、当归、甘草、决明子（炒）、黄芩、蝉蜕、石决明、木贼。

【功能与主治】清热散风，明目退翳。用于上焦火盛引起的暴发火眼，云蒙障翳，羞明多眵，眼边赤烂，红肿痛痒，迎风流泪等。

【用法与用量】口服。一次 9g，一日 2 次。

【禁忌】

1. 阴虚火旺者慎用。

2. 脾胃虚寒，大便溏薄，年老体弱者慎用。

3. 忌烟酒及辛辣、肥甘、厚味、鱼腥食物。

【注意事项】

1. 用药后 3 天症状无改善，应到医院就诊。

2. 药品性状发生改变时禁止服用。

3. 儿童必须在成人监护下使用。

4. 请将此药品放在儿童不能接触的地方。

5. 如正在服用其他药物，使用本品前请咨询医师或药师。

【规格】每 20 丸重 1g。

【贮藏】密闭，防潮。

上清丸（片）

【处方】菊花、酒黄芩、薄荷、连翘、黄柏（酒炒）、栀子、酒大黄、荆芥、防风、白芷、川芎、桔梗。

【功能与主治】清热散风，解毒排便。用于风热火盛所致的头晕耳鸣、目赤、口舌生疮、牙龈肿痛、大便秘结。也可用于病毒性角膜炎肝经风热证，症见患眼涩痛，灼热畏光，黑睛生翳，扩大加深，呈树枝状或地图状等。

【用法与用量】

丸剂：口服。大蜜丸一次 1 丸，水丸一次 6g，一日 1 ~ 2 次。

片剂：口服。一次 2 片，一日 2 次。

【禁忌】

1．虚火上炎者慎用。

2．孕妇、老人、儿童及素体脾胃虚寒者慎用。

3．忌辛辣、油腻食物。

【注意事项】

1．心脏病、肝病、糖尿病、肾病等慢性病患者应在医师指导下服用。

2．服药后大便次数每天 2 ~ 3 次者，应减量；每天 3 次以上者，应停用并向医师咨询。

3．服药 3 天后症状无改善，或加重者，应立即停药并去医院就诊。

4．儿童、孕妇、年老体弱及脾虚便溏者应在医师指导下服用。

5．对本品过敏者禁用，过敏体质者慎用。

6．本品性状发生改变时禁止使用。

7．儿童必须在成人监护下使用。

8．请将本品放在儿童不能接触的地方。

9．如正在使用其他药品，使用本品前请咨询医师或药师。

【规格】

丸剂：大蜜丸，每丸重 9g；水丸，每 10 丸重 1g。

片剂：每基片重 0.3g。

【贮藏】密封。

【药理毒理】上清丸（片）具有一定的抗炎抗菌作用。

·**抗炎作用** 吴青和等针对上清丸对大白鼠蛋清性足跖炎症的影响，以致炎前后之差为肿胀度，观察上清丸的抗炎作用。结果表明，上清丸对大白鼠蛋清性足跖炎症有抑制作用[1]。

·**抗菌作用** 吴青和等采用平板抑菌试验方法，对上清丸进行体外抗菌实验，实验菌种分别为肺炎双球菌、金黄色葡萄球菌、溶血性链球菌、大肠杆菌。结果表明，上清丸 20% 实验浓度对肺炎双球菌和金黄色葡萄球菌均有低度抑制作用，而对溶血性链球菌、大肠杆菌未见抑制作用[1]。

【参考文献】

[1] 吴清和，王桂芬，韩坚，等．上清丸的药理研究 [J]. 广州中医药大学学报，1989，6（4）：239-241，249.

清宁丸

【处方】大黄、白术（炒）、半夏（制）、麦芽、牛乳、香附（醋制）、姜厚朴、陈皮、车前草、黑豆、绿豆、桑叶、侧柏叶、桃枝。

【功能与主治】清热泻火，消肿通便。用于火毒内蕴所致的咽喉肿痛、口舌生疮、头晕耳鸣、目赤牙痛、腹中胀满、大便秘结。也可用于病毒性角膜炎肝胆火炽证，症见患眼涩痛，灼热畏光，热泪频流，黑睛生翳，扩大加深，呈树枝状或地图状等。

【用法与用量】口服。水蜜丸一次 6g，一日 1～2 次。

【禁忌】

1．阴虚火旺者慎用。

2．孕妇、老人、儿童及素体脾胃虚寒者慎用。

3．忌烟酒及辛辣、油腻食物。

【注意事项】

1．不宜在服药期间同时服用滋补性中药。

2．高血压、心脏病、肝病、糖尿病、肾病等慢性病患者应在医师指导下服用。

3．服药后大便次数增多且不成形者，应酌情减量。

4．服药 3 天后症状无改善，或加重者，应立即停药并去医院就诊。

5．儿童、哺乳期妇女、年老体弱及脾虚便溏者应在医师指导下服用。

6．对本品过敏者禁用，过敏体质者慎用。

7．本品性状发生改变时禁止使用。

8．儿童必须在成人监护下使用。

9．请将本品放在儿童不能接触的地方。

10．如正在使用其他药品，使用本品前请咨询医师或药师。

11．治疗喉痹、口疮、口糜、牙宣、尽牙痛时可配合使用外用药物，以增强疗效。

12．严格按照用法用量服用，本品不宜长期服用。

【规格】水蜜丸，每袋装 6g。

【贮藏】密封。

新清宁片（胶囊）

【处方】熟大黄。

【功能与主治】清热解毒，泻火通便。用于内结实热所致的喉肿、牙痛、目赤、便秘、下痢、发热；感染性炎症见上述证候者。也可用于病毒性角膜炎肝胆火炽证，症见患眼涩痛，热泪频流，白睛混赤，黑睛生翳，扩大加深，呈树枝状或地图状等。

【用法与用量】

片剂：口服。规格（1）、（2）一次3～5片，一日3次；必要时可适当加量。

胶囊：口服。一次3～5粒，一日3次；必要时可适当加量。

【禁忌】

1. 脾胃虚寒、冷积便秘者禁用。

2. 胃阴不足、虚火牙痛者禁用。

3. 孕妇及哺乳期、月经期妇女禁用。

4. 忌辛辣、油腻食物。

【注意事项】

1. 心脏病、肝病、糖尿病、肾病等慢性病患者应在医师指导下服用。

2. 服药后大便次数每天2～3次者，应减量；每天3次以上者，应停用并向医师咨询。

3. 服药3天后症状无改善，或加重者，应立即停药并去医院就诊。

4. 儿童、孕妇、年老体弱及脾虚便溏者应在医师指导下服用。

5. 对本品过敏者禁用，过敏体质者慎用。

6. 本品性状发生改变时禁止使用。

7. 儿童必须在成人监护下使用。

8. 请将本品放在儿童不能接触的地方。

9. 如正在使用其他药品，使用本品前请咨询医师或药师。

【规格】

片剂：每片重（1）0.3g（糖衣），（2）0.31g（薄膜衣）。

胶囊：每粒装 0.3g。

【贮藏】密封。

【临床报道】

·**小儿感染性疾病**　徐莹等对门诊感染性疾病患儿 162 例进行临床研究，结果显示治疗组疗效明显优于对照组，提示新清宁片对小儿感染性疾病疗效好，方法简单，便于小儿服用，作用迅速而持久，临床表现改善明显，无副反应[1]。

·**急性化脓性扁桃体炎**　何绍芹等应用新清宁片治疗 83 例急性化脓性扁桃体患者，临床观察证明，新清宁片确有较好的疗效[2]。

·**高脂血症**　龚澄对 80 例高脂血症患者进行随机对照试验，结果显示实验组优于对照组，提示使用新清宁片治疗高脂血症，疗效显著[3]。

【参考文献】

[1] 徐莹.新清宁片治疗小儿感染性疾病疗效观察[J].辽宁中医院学报，2003，2.

[2] 何绍芹，王莎莉.新清宁片治疗急性化脓性扁桃体炎[J].中医杂志，1991，（10）.

[3] 龚澄.新清宁片治疗高脂血症的临床研究[J].现代中西医结合杂志，2001，（13）.

（三）湿热蕴蒸证常用中成药品种

龙胆泻肝丸（颗粒、胶囊、片）

【处方】龙胆草、黄芩、栀子、车前子、泽泻、木通、当归、地黄、柴胡、甘草。

【功能与主治】清肝胆，利湿热。用于肝胆湿热，头晕目赤，耳鸣耳聋，耳肿疼痛，胁痛口苦，尿赤涩痛，湿热带下。也可用于单纯疱疹病毒性角膜炎湿热蕴蒸证，症见眼睛热泪胶黏，抱轮红赤，病情缠绵，反复发作等。

【用法与用量】

丸剂：口服。水丸一次 3 ~ 6g，大蜜丸一次 1 ~ 2 丸，一日2次。

颗粒剂：开水冲服。一次 4 ~ 8g，一日 2 次。

胶囊：口服。规格（1）一次 4 粒，规格（2）一次 2 粒，一日 3 次。

片剂：口服。一次 4 片，一日 2 次。

【禁忌】尚不明确。

【注意事项】

1. 本品清肝胆火，脾胃虚寒，胃部冷痛，大便稀者慎用。

2. 本品含有活血、泄热之品，有碍胎气，孕妇慎用。

3. 本品苦寒，易伤正气，儿童、体弱年迈者慎服，即使体质壮实者，不可过服、久服。

4. 原发性高血压患者服药后出现高血压危象者，应立即停药并采取相应急救措施。

5. 肾功能不全患者慎用。

6. 对本品过敏者禁用，过敏体质者慎用。

7. 不宜在服药期间同时服用滋补性中药。

8. 服药后大便次数增多且不成形者，应酌情减量。

9. 服药期间宜食清淡易消化之品，忌烟、酒及辛辣、油腻食物，以免助热生湿。

【规格】

丸剂：大蜜丸，每丸重 6g；水丸，每 100 粒重 6g。

颗粒剂：每袋装 4g。

胶囊：每粒装（1）0.25g，（2）0.45g。

片剂：每片重 0.41g。

【贮藏】 密闭，防潮。

清瘟解毒丸（片）

【处方】 大青叶、黄芩、葛根、连翘、羌活、防风、白芷、柴胡、川芎、玄参、天花粉、炒牛蒡子、赤芍、桔梗、淡竹叶、甘草。

【功能与主治】 清瘟解毒。用于外感时疫，憎寒壮热，头痛无汗，口渴咽干，痄腮，大头瘟。也可用于病毒性角膜炎湿热蕴蒸证，症见眼睛热泪胶黏，抱轮红赤，黑睛生翳，如地图状，或黑睛深层生翳，呈圆盘状混浊、肿胀等。

【用法与用量】

丸剂：口服。一次 2 丸，一日 2 次。

片剂：口服。一次 6 片，一日 2～3 次；小儿酌减。

【禁忌】

1．风寒感冒、脏腑虚寒及虚热等证忌用。

2．脾胃虚寒泄泻者慎服。

3．忌烟酒及辛辣、油腻食物，忌生气、恼怒。

4．对本品过敏者禁用，过敏体质者慎用。

5．本品性状发生改变时禁止使用。

【注意事项】

1．不宜在服药期间同时服滋补性中药。

2．高血压、心脏病、肝病、肾病等慢性病严重者应在医师指导下服用。

3．服药3天症状无缓解，应去医院就诊。

4．儿童、年老体弱者应在医师指导下服用。

5．儿童必须在成人监护下使用。

6．请将本品放在儿童不能接触的地方。

7．如正在使用其他药品，使用本品前请咨询医师或药师。

【规格】

丸剂：大蜜丸，每丸重9g。

片剂：每片重（1）0.3g（糖衣），（2）0.3g（薄膜衣）。

【贮藏】密封。

【药理毒理】本品主要有解热、镇痛，抗病毒，抗菌、抗炎，增加脑血流量，改善微循环障碍等作用。

·**解热、镇痛** 柴胡、防风、白芷、淡竹叶、羌活、葛根、天花粉有解热、镇痛作用。

·**抗病毒** 大青叶、牛蒡子对流感病毒、腮腺炎病毒、乙型脑炎病毒等多种病毒有抑制作用。

·**抗炎、抗菌** 黄芩、白芷、天花粉、甘草、连翘、玄参等均有抗炎、抗菌作用。

·**增加脑血流量，改善微循环障碍** 川芎能增加脑血管搏动性血流量和改善脑微循环障碍。

连花清瘟胶囊（颗粒）

【处方】连翘、金银花、炙麻黄、炒苦杏仁、石膏、板蓝根、绵马贯众、鱼腥草、广藿香、大黄、红景天、薄荷脑、甘草。

【功能与主治】清瘟解毒，宣肺泄热。用于治疗流行性感冒属热毒袭肺证，症见发热或高热，恶寒，肌肉酸痛，鼻塞流涕，咳嗽，头痛，咽干咽痛，舌偏红，苔黄或黄腻。也可用于病毒性角膜炎湿热蕴蒸证，症见抱轮红赤，黑睛生翳，如地图状，或黑睛深层生翳，呈圆盘状混浊、肿胀，或病情缠绵，反复发作等。

【用法与用量】

胶囊：口服。一次 4 粒，一日 3 次。

颗粒剂：口服。一次 1 袋，一日 3 次。

【禁忌】

1．忌烟、酒及辛辣、生冷、油腻食物。

2．风寒感冒者忌用。

3．对本品过敏者禁用，过敏体质者慎用。

4．本品性状发生改变时禁止使用。

【注意事项】

1．不宜在服药期间同时服用滋补性中药。

2．高血压、心脏病患者慎用，有肝病、糖尿病、肾病等慢性病严重者应在医师指导下服用。

3．儿童、孕妇、哺乳期妇女、年老体弱及脾虚便溏者应在医师指导下服用。

4．发热体温超过 38.5℃的患者，应去医院就诊。

5．严格按用法用量服用，本品不宜长期服用。

6．服药 3 天症状无缓解，应去医院就诊。

7．儿童必须在成人监护下使用。

8．请将本品放在儿童不能接触的地方。

9. 如正在使用其他药品，使用本品前请咨询医师或药师。

【规格】

胶囊：每粒装 0.35g。

颗粒剂：每袋装 6g。

【贮藏】 密封，置阴凉干燥处（不超过 20℃）。

【药理毒理】 本品主要有提高细胞免疫，抑制 COPD 气道炎症，降低病毒感染后的肺指数，抑制病毒感染后的肺部炎性损害，抗甲型人流感病毒等作用。

·**提高细胞免疫功能** 郭海等用流式细胞法测定小鼠血 T 淋巴细胞亚群 $CD4^+$、$CD8^+$、及 $CD4^+/CD8^+$ 的变化[1]，结果显示连花清瘟胶囊对流感病毒感染引起的细胞免疫功能降低有一定的抑制作用[2]。

·**抑制 COPD 气道炎症的作用** 夏敬文等利用香烟熏吸法复制 COPD 大鼠模型，研究连花清瘟胶囊对慢性阻塞性肺病大鼠模型气道炎症的影响。结果显示，连花清瘟胶囊治疗组血清、肺组织及支气管肺泡灌洗液中 IL-8 和 $TNF-\alpha$ 含量显著降低（$P < 0.01$），提示连花清瘟胶囊具有抑制 COPD 气道炎症的作用[3]。

·**降低病毒感染后的肺指数** 莫红缨等利用流感病毒滴鼻感染小鼠模型，观察连花清瘟胶囊对小鼠的肺指数的影响，结果显示连花清瘟胶囊低、中剂量均能使流感病毒 FM1 株感染后的小鼠的肺指数显著降低[5]。

·**抑制病毒感染后的肺部炎性损害** 连花清瘟胶囊低、中剂量可减轻流感病毒 FM1 株感染后的小鼠肺组织炎性病变，改善感染小鼠的临床症状，延长其平均存活时间；显著降低小鼠肺组织中 $TNF-\alpha$、$IL-1\beta$ 和 IL-6 含量，表明连花清瘟胶囊可通过调节炎性细胞因子 TNF-α、IL-1β 和 IL-6 的表达水平，平衡机体免疫状态以减轻 FM1 流感病毒引起的小鼠肺部炎性损伤[4]。

·抗甲型人流感病毒 试验提示，连花清瘟胶囊具有明显的体外抗甲型人流感病毒的作用[5]。

【临床报道】

·流行性感冒 杨立波等采用随机、阳性药平行对照临床试验，观察连花清瘟胶囊治疗流行性感冒的临床疗效。研究结果提示，连花清瘟胶囊在流感发病后早期使用可以明显减轻症状的严重程度，其安全性好[6]。王新功等对 160 例流行性感冒患者进行了随机分组临床观察研究，结果显示，试验组临床证候、体温、临床症状的总有效率，显著优于对照组。提示连花清瘟胶囊用于治疗流行性感冒疗效较好[7]。王以炳等观察了连花清瘟胶囊治疗病毒性感冒的疗效及安全性。结果显示，治疗组有效率明显高于对照组，副作用无明显差异。试验提示，连花清瘟胶囊治疗病毒性感冒效果显著，无严重不良反应[8]。

·急性上呼吸道感染 胡克等采用随机对照的方法，对 206 例急性上呼吸道感染的患者进行临床研究，结果显示，治疗组总疗效优于对照组，且不良反应发生率无显著性差异[9]。

·急性喉炎 肖志刚对 30 例急性喉炎患者服用连花清瘟胶囊进行治疗，显示其对急性喉炎患者治疗效果显著[10]。

·甲型 H1N1 流感 李宝法等比较了连花清瘟胶囊与达菲治疗甲型 H1N1 流感的疗效及不良反应。结果显示，连花清瘟胶囊对甲型 H1N1 流感具有明确的拮抗作用，对咳嗽、咳痰、咽痛等症状的缓解更快。提示连花清瘟胶囊治疗甲型 H1N1 流感作用与达菲同样效果显著，且不良反应更少、安全性更强[11]。

· **慢性肺源性心脏病急性加重期** 吴秋英等采用随机对照的方法评价连花清瘟胶囊治疗慢性肺源性心脏病急性加重期的疗效和安全性。研究提示连花清瘟胶囊治疗慢性肺源性心脏病急性加重期具有很好的疗效和安全性[12]。

· **糖尿病合并呼吸道感染** 孟茂森等对186例糖尿病合并急性呼吸道感染的患者进行临床研究。研究提示连花清瘟胶囊治疗糖尿病合并呼吸道感染效果显著，安全性好[13]。

【参考文献】

[1] 刘春援，李晓强，蔡绍乾. 连花清瘟胶囊的药理与临床研究进展 [J]. 中药药理与临床杂志，2010，26（6）.

[2] 郭海，杨进，龚婕宁. 连花清瘟胶囊对流感病毒感染小鼠T淋巴细胞亚群的影响 [J]. 辽宁中医药大学学报，2007，9（2）：141.

[3] 夏敬文，陈小东，张静. 连花清瘟胶囊对慢性阻塞性肺病的治疗作用 [J]. 复旦学报（医学版），2008，35（3）：441-444.

[4] 莫红缨，杨子峰，郑劲平. 连花清瘟胶囊防治流感病毒FM1感染小鼠的实验研究 [J]. 中药材，2008，31（8）：1230-1234.

[5] 莫红缨，柯昌文，郑劲平. 连花清瘟胶囊体外抗甲型流感病毒的实验研究 [J]. 中药新药与临床药理，2007，18（1）：5-9.

[6] 杨立波，季振慧，王保群. 连花清瘟胶囊治疗流行性感冒280例疗效观察 [J]. 疑难病杂志，2005，4（5）：376-278.

[7] 王新功，崔学军，刘新生. 连花清瘟胶囊治疗流行性感冒的临床疗效观察 [J]. 中国药房，2008，19（27）：2146-2148.

[8] 王以炳，张天民，杨玉梅. 连花清瘟胶囊治疗病毒性感冒的有效性与安全性观察 [J]. 临床肺科杂志，2008，13（9）：1118-1119.

[9] 胡克，姜燕，施美君. 连花清瘟胶囊治疗急性上呼吸道感

染 102 例 [J]. 医药导报，2008，27（11）：1337-1340.

[10] 肖志刚. 连花清瘟胶囊治疗急性喉炎 30 例 [J]. 中国现代医生，2007，45（12）：72.

[11] 李宝法，张长青，付敏. 连花清瘟胶囊治疗甲型 H1N1 流感临床研究. 医药论坛杂志，2009，30（23）：91-92.

[12] 吴秋英，陈弼沧，陈莉萍. 连花清瘟胶囊治疗慢性肺源性心脏病急性加重期的临床观察 [J]. 光明中医，2006，21（11）：70-71.

[13] 孟茂森，贾振卿. 连花清瘟胶囊治疗糖尿病合并呼吸道感染的临床分析 [J]. 临床合理用药，2008，1（1）：17-18.

牛黄清胃丸

【处方】牛黄、黄芩、黄柏、栀子、石膏、麦冬、玄参、菊花、连翘、薄荷、大黄、枳实（沙烫）、番泻叶、炒牵牛子、冰片、桔梗、甘草。

【功能与主治】清胃泻火，润燥通便。用于心胃火盛所致的头晕目眩，口舌生疮，牙龈肿痛，乳蛾咽痛，便秘尿赤。也可用于病毒性角膜炎湿热蕴蒸证，症见抱轮红赤，黑睛深层生翳，呈圆盘状混浊、肿胀等。

【用法与用量】口服。一次 2 丸，一日 2 次。

【禁忌】

1. 单纯阴虚火旺者慎用。

2. 孕妇、老人、儿童及素体脾胃虚寒者慎用。

3. 宜清淡饮食，忌辛辣、油腻食物。

【注意事项】服用前应去蜡皮、塑料球壳，本品可嚼服、也可分份吞服。

【规格】 每丸重 6g。

【贮藏】 密闭，防潮。

【药理毒理】 牛黄清胃丸可改善胃肠功能，并有一定程度的通便和镇痛作用。

·**改善胃肠功能** 王玉华等对牛黄清胃丸的药效学进行研究，观察牛黄清胃丸对小鼠胃排空、小肠推进、对大鼠胃液分泌和成分变化的影响。结果：牛黄清胃丸对正常小鼠胃排空无影响，可明显促进小鼠小肠推进速度，能明显降低大鼠胃液分泌量、胃酸排出量和胃蛋白酶排出量，有一定的镇痛作用。结论：牛黄清胃丸有改善胃肠功能的作用[1]。

·**通便和镇痛作用** 岳彩琴等观察牛黄清胃丸对动物胃肠功能的影响，验证其清胃解毒，通便止痛的功效，为临床应用提供指导。结论：牛黄清胃丸能促进全胃肠蠕动，降低胃酸分泌和胃蛋白酶活性，并有一定程度的通便和镇痛作用，与临床治疗胃热证相符[2]。

【参考文献】

[1] 王玉华，郑亿，付丽佳，等.牛黄清胃丸药效学研究 [J].中医药学报，2007，35（3）：15-18.

[2] 岳彩琴，王玉华，李长龄，等.牛黄清胃丸的主要药效学研究 [J].中国中医药杂志，2007，32（10）：957-960.

（四）阴虚邪留证常用中成药品种

加味地黄丸

【处方】 生地黄、熟地黄、牛膝、当归、枳壳、杏仁、羌活、防风。

【功能与主治】滋阴降火祛风。用于单纯疱疹病毒性角膜炎阴虚邪留证风热表证，症见迁延不愈或时愈时发，伴有口干咽燥，舌红少苔，脉细数。

【用法与用量】口服。一次1袋，一日2次。

【禁忌】尚不明确。

【注意事项】

1．忌烟、酒及辛辣、生冷、油腻食物。

2．风寒感冒者不适用。

3．糖尿病患者及有高血压、心脏病、肝病、肾病等慢性病严重者应在医师指导下服用。

4．儿童、孕妇、哺乳期妇女应在医师指导下服用。

5．对本品过敏者禁用，过敏体质者慎用。

【规格】大蜜丸，每丸重6g；水丸，每100丸重6g。

【贮藏】密封，避光，置阴凉处。

附二

治疗单纯疱疹病毒性角膜炎的常用中成药简表

证型	药物名称	功能	主治病证	用法用量	备注
肝经风热证	银翘解毒丸（颗粒、胶囊、软胶囊、片、合剂、口服液）	疏风解表，清热解毒。	用于风热感冒，症见发热头痛、咳嗽口干、咽喉疼痛。也可用于单纯疱疹病毒性角膜炎肝经风热证，症见眼痛，羞明流泪，抱轮红赤，黑睛浅层点状混浊或深层混浊等。	丸剂：口服。规格（1）一次3丸，规格（2）一次1丸，规格（3）一次60丸，一日2～3次。颗粒剂：开水冲服。规格（1）一次1袋，规格（2）一次6袋，一日3次，重症者加服1次。胶囊：口服。一次4粒，一日2～3次。软胶囊（胶丸）：口服。	丸剂、颗粒剂、胶囊、软胶囊、片剂：医保，基药合剂、口服液：医保

续表

证型	药物名称	功 能	主治病证	用法用量	备注
肝经风热证				一次2粒，一日3次。片剂：口服。规格（1）一次4片，规格（2）一次2片，规格（3）一次2片，一日2～3次。合剂（含口服液）：口服。一次10ml，一日3次，用时摇匀。	
	板蓝根颗粒（片）	清热解毒，凉血利咽。	用于肺胃热盛所致的咽喉肿痛、口咽干燥、腮部肿胀；急性扁桃体炎、腮腺炎见上述证候者。也可用于病毒性角膜炎肝经风热证，症见眼痛，羞明流泪等。	颗粒剂：开水冲服。规格（1）一次3～6g，规格（2）、（3）一次5～10g，一日3～4次。片剂：口服。一次2～4片，一日3次。	颗粒剂：基药，医保片剂：医保
	双黄连合剂（口服液、颗粒、胶囊、片）	疏风解表，清热解毒。	用于外感风热所致的感冒，症见发热、咳嗽、咽痛。也可用于病毒性角膜炎肝经风热证，症见眼痛，羞明流泪，抱轮红赤等上述眼部症状较轻者。	合剂、口服液：口服。一次20ml，一日3次；小儿酌减，或遵医嘱。颗粒剂：口服或开水冲服。规格（1）一次10g，一日3次；6个月以下，一次2～3g；6个月～1岁，一次3～4g；1～3岁，一次4～5g；3岁以上儿童酌量，或遵医嘱。规格（2）一次5g，一日3次；6个月以下，一次1～1.5g；6个月～1岁，一次1.5～2g；1～3岁，一次2～2.5g；3岁以上儿童酌量；或遵医嘱。胶囊：口服。一次4粒，一日3次；小儿酌减，或遵医嘱。片剂：口服。一次4片，一日3次；小儿酌减，或遵医嘱。	口服液、胶囊、颗粒剂、片剂：医保，基药

证型	药物名称	功　能	主治病证	用法用量	备注
肝经风热证	抗病毒片（口服液）	清热祛湿，凉血解毒。	用于风热感冒，瘟病发热及上呼吸道感染、流感、腮腺炎等病毒性感染疾患。也可用于病毒性角膜炎肝经风热证，症见眼痛，羞明流泪等。	片剂：口服。一次4片，一日3次。口服液：口服。一次10ml，一日2～3次（早饭前和午饭、晚饭后各服一次）；小儿酌减。	片剂、口服液：医保
	清热解毒颗粒（片、胶囊、软胶囊、口服液）	清热解毒，养阴生津，泻火。	用于风热型感冒、流行性腮腺炎及轻、中型乙型脑炎。也可用于病毒性角膜炎肝经风热证，症见眼痛，羞明流泪，黑睛浅层点状混浊或深层混浊等。	颗粒剂：开水冲服。一次1～2袋，一日3次；小儿酌减，或遵医嘱。片剂：口服。一次2～4片，一日3次；儿童酌减。胶囊：口服。一次2～4粒，一日3次。软胶囊：口服。一次2～4粒，一日3次。口服液：口服。一次10～20ml，一日3次。儿童酌减，或遵医嘱。	口服液：医保　颗粒剂：医保，基药　胶囊、片剂：医保
肝胆火炽证	泻青丸	清肝泻火。	用于单纯疱疹病毒性角膜炎肝胆火炽证，症见患眼涩痛，灼热畏光，热泪频流等，兼见胁痛，口苦咽干，溺黄；舌红苔黄，脉弦数。	口服。一次1袋，一日2次；小儿酌减。	
	明目上清丸（片）	清热散风，明目止痛。	用于外感风热所致的暴发火眼，红肿作痛，头晕目眩，眼边刺痒，大便燥结，小便黄赤等。	丸剂：口服。大蜜丸一次9g，一日2次；水丸一次1袋，一日1～2次。片剂：口服。一次4片，一日2次。	丸剂：基药，医保　片剂：药典，基药，医保

续表

证型	药物名称	功能	主治病证	用法用量	备注
肝胆火炽证	黄连上清丸（颗粒、胶囊、片）	散风清热，泻火止痛。	用于风热上攻、肺胃热盛所致的头晕目眩、暴发火眼、牙齿疼痛、口舌生疮、咽喉肿痛、耳痛耳鸣、大便秘结、小便短赤。也可用于病毒性角膜炎肝胆火炽证，症见患眼涩痛，灼热畏光，热泪频流，白睛混赤等。	丸剂：口服。规格（1）大蜜丸，一次1～2丸；规格（2）水蜜丸，一次3～6g；规格（3）水丸，一次3～6g，一日2次。颗粒剂：口服。一次2g，一日2次。胶囊：口服。规格（1）一次4粒，规格（2）一次2粒，一日2次。片剂：口服。规格（1）、（2）一次6片，一日2次。	丸剂、颗粒剂、胶囊、片：医保，基药
	明目蒺藜丸	清热散风，明目退翳。	用于上焦火盛引起的暴发火眼、云蒙障翳、羞明多眵、眼边赤烂、红肿痛痒、迎风流泪等。	口服。一次9g，一日2次。	医保，基药
	上清丸（片）	清热散风，解毒排便。	用于风热火盛所致的头晕耳鸣、目赤、口舌生疮、牙龈肿痛、大便秘结。也可用于病毒性角膜炎肝经风热证，症见患眼涩痛，灼热畏光，黑睛生翳，扩大加深，呈树枝状或地图状等。	丸剂：口服。大蜜丸一次1丸，水丸一次6g，一日1～2次。片剂：口服。一次2片，一日2次。	丸剂、片剂：医保
	清宁丸	清热泻火，消肿通便。	用于火毒内蕴所致的咽喉肿痛、口舌生疮、头晕耳鸣、目赤牙痛、腹中胀满、大便秘结。也可用于病毒性角膜炎肝胆火炽证，症见患眼涩痛，灼热	口服。水蜜丸一次6g，一日1～2次。	丸剂：药典，医保

证型	药物名称	功能	主治病证	用法用量	备注
肝胆火炽证			畏光，热泪频流，黑睛生翳，扩大加深，呈树枝状或地图状等。		
	新清宁片（胶囊）	清热解毒，泻火通便。	用于内结实热所致的喉肿、牙痛、目赤、便秘、下痢、发热；感染性炎症见上述证候者。也可用于病毒性角膜炎肝胆火炽证，症见患眼涩痛，热泪频流，白睛混赤，黑睛生翳，扩大加深，呈树枝状或地图状等。	片剂：口服。规格（1）、（2）一次3～5片，一日3次；必要时可适当加量。胶囊：口服。一次3～5粒，一日3次；必要时可适当加量。	片剂、胶囊：医保
湿热蕴蒸证	龙胆泻肝丸（颗粒、胶囊、片）	清肝胆，利湿热。	用于肝胆湿热头晕目赤、耳鸣耳聋、耳肿疼痛、胁痛口苦、尿赤涩痛、湿热带下。也可用于单纯疱疹病毒性角膜炎湿热蕴蒸证，症见眼睛热泪胶黏，抱轮红赤，病情缠绵，反复发作等。	丸剂：口服。水丸一次3～6g，大蜜丸一次1～2丸，一日2次。颗粒剂：开水冲服。一次4～8g，一日2次。胶囊：口服。规格（1）一次4粒，规格（2）一次2粒，一日3次。片剂：口服。一次4片，一日2次。	丸剂：药典，医保 片剂、胶囊：医保 颗粒剂：医保
	清瘟解毒丸（片）	清瘟解毒。	用于外感时疫，憎寒壮热，头痛无汗，口渴咽干，痄腮，大头瘟。也可用于病毒性角膜炎湿热蕴蒸证，症见眼睛热泪胶黏，抱轮红赤，黑睛生翳，如地图状，或黑睛深层生翳，呈圆盘状混浊、肿胀等。	丸剂：口服。一次2丸，一日2次。片剂：口服。一次6片，一日2～3次；小儿酌减。	丸剂、片剂：医保

证型	药物名称	功能	主治病证	用法用量	备注
湿热蕴蒸证	连花清瘟胶囊（颗粒）	清瘟解毒，宣肺泄热。	用于治疗流行性感冒属热毒袭肺证，症见发热或高热，恶寒，肌肉酸痛，鼻塞流涕，咳嗽，头痛，咽干咽痛，舌偏红，苔黄或黄腻。也可用于病毒性角膜炎湿热蕴蒸证，症见抱轮红赤，黑睛生翳，如地图状，或黑睛深层生翳，呈圆盘状混浊、肿胀，或病情缠绵，反复发作等。	胶囊：口服。一次4粒，一日3次。颗粒剂：口服。一次1袋，一日3次。	胶囊：医保，基药颗粒剂：医保
	牛黄清胃丸	清胃泻火，润燥通便。	用于心胃火盛所致的头晕目眩，口舌生疮，牙龈肿痛，乳蛾咽痛，便秘尿赤。也可用于病毒性角膜炎湿热蕴蒸证，症见抱轮红赤，黑睛深层生翳，呈圆盘状混浊、肿胀等。	口服。一次2丸，一日2次。	医保
阴虚邪留证	加味地黄丸	滋阴降火祛风。	用于用于单纯疱疹病毒性角膜炎阴虚邪留证风热表证，症见迁延不愈或时愈时发，伴有口干咽燥，舌红少苔，脉细数。	口服。一次1袋，一日2次。	

年龄相关性黄斑变性

　　年龄相关性黄斑变性（aged-related macular degeneration，AMD）为眼科难治性眼底病，临床上根据其眼底病变形态分为萎缩型和渗出型，萎缩型主要为脉络膜毛细血管萎缩，玻璃膜增厚和视网膜色素上皮萎缩等引起的黄斑区萎缩变性；渗出型主要为玻璃膜的破坏，脉络膜血管侵入视网膜下构成的脉络膜新生血管。发生黄斑区视网膜色素上皮下和/或神经上皮下浆液性和/或出血性的盘状脱离，最终成为机化瘢痕。AMD 是全球 50 岁以上人群低视力和致盲性首要眼病。在我国随着人口结构的老龄化，年龄相关性黄斑变性的发病率也逐年上升。据统计，我国 75 岁以上人群的发病率高达 15.15%。

　　据资料显示：渗出型患者占 AMD 总数 10% ~ 20%，而 80% ~ 90% 患者均伴有严重视力障碍。AMD 发病原因和发病机制至今尚不清楚，现代研究认为与遗传、慢性光损害、营养不良、中毒、免疫异常等因素相关。目前认为：视网膜色素上皮（RPE）- 脉络膜低氧与脉络膜新生血管的形成密切相关。脉络膜血流不正常可引起 RPE- 脉络膜低氧。随着年龄的增长，脉络膜血管的顺应性降低，血管内血流的阻力增加，脉络膜内血液的灌注量也相应降低，从而损害了视网膜色素上皮的代谢，导致色素上皮的变性和萎缩。

　　目前尚无特效治疗方法。光动力疗法（photodynamic therapy，

PDT）和抗新生血管药物目前仍是现代西医治疗渗出型 AMD 的主流方法。PDT 价格昂贵，容易反复，视力是否能提高难以确定；抗新生血管药物 lusentis 已经被用于治疗新生血管型 AMD，该类药物虽对脉络膜新生血管（CNV）有效，但难以控制 CNV 复发。需反复玻璃体腔给药，属于治标不治本的药物。

AMD 归于中医"视瞻昏渺"范畴。特别是渗出型 AMD，黄斑区新生血管膜出血引起视力下降属于"暴盲"，黄斑区渗出水肿引起视物变形归属于"视直如曲"。

一、中医病因病机分析及常见证型

年龄相关性黄斑变性的中医临床特征与精、气、血亏损有关，主要涉及肾、脾和肝。祖国医学早就认识到衰老与肝、脾、肾的关系密切，肾主藏精，为先天之本；脾主运化，为后天之本；肝开窍于目，肝受血而能视。本病的病因病机是肾精亏虚，脾虚不运，精血不能上养于目。肾精亏虚，则目失濡养而神光乏源，脾虚失运则气血津液运化失常，肝失条达则气血瘀闭。《证治准绳》认为"视瞻昏渺乃肝肾不足之病，由于阴虚血少，精液耗尽"，为从肝脾肾论治 AMD 提供了依据。

1. 老年人年老体弱，脏腑功能渐衰，气血日衰，目失所养，故而视力日渐下降。

2. 肾阴亏耗，水不济火，相火妄动，煎灼血津，瘀血内生，阻滞脉络，血不循经，溢于脉外而成离经之血，故眼底黄斑部有出血、渗出。

3. 情志不畅，肝气郁结，郁热内生，血热互结，下竭肾阴，上扰目窍，脉络失畅；遮蔽神光则视物不清，视直如曲，重者甚至暴盲。

4．饮食失节，伤其脾胃，升降失常，清阳不升则视物模糊；脾虚不运则浊邪上泛清窍，津液失其常道而外渗；脾不统血，可致血溢脉外而出现黄斑部出血。

根据以上病因的不同及各人脏腑阴阳气血的盛衰，黄斑变性可以分为以下几个证型：脾虚气弱证、肝肾亏虚证、痰湿蕴结证、络伤出血证、脾虚湿盛证。

二、辨证选择中成药

AMD（萎缩型）在萎缩前期视网膜色素上皮开始退变，黄斑色素紊乱，色素脱失呈浅斑点和色素沉着点；成群玻璃膜疣大小不均或彼此融合或有较大色素颗粒。萎缩期呈密集融合玻璃膜疣或大片视网膜色素上皮脱离区，最终黄斑区域性视网膜色素上皮萎缩。

AMD（渗出型）在渗出前期软性玻璃膜疣沉积于视网膜色素上皮下；视网膜色素上皮下的新生血管生长并不断增大，导致液体渗出或破裂出血；渗出期黄斑部脉络膜新生血管的大量渗出性液造成视网膜色素上皮脱离、神经上皮下盘状脱离；新生血管破裂出血，则引起 RPE 下或神经上皮下的出血性脱离，严重者出血可进入视网膜内造成玻璃体内大量积血，视力丧失；结瘢期渗出或出血开始吸收，成纤维细胞进行修复。视网膜色素上皮细胞脱落，在视网膜下成为吞噬细胞，有的则化生、增殖形成成纤维细胞，最终被灰白色的瘢痕所取代。

根据眼底黄斑区各个阶段病理变化特点，结合老年性眼病的证候规律，采用整体宏观辨证与局部微观辨病相结合的思路和治疗方法进行辨证分型。

1. 脾虚气弱证

【临床表现】视物模糊，或视物变形，眼前暗影；眼底后极部有渗出性浅脱，或反复发生黄斑部出血；头昏乏力，神疲倦怠，眼易疲劳，纳呆便溏；舌淡苔白，脉弱。

【辨证要点】视物模糊，或视物变形，眼前暗影；眼底后极部有渗出性浅脱，或反复发生黄斑部出血。

【病机简析】饮食失节，伤其脾胃，运化失司，气衰血少，而致目失濡养，神光衰微，故视物模糊；清阳不升，故头昏乏力；脾弱不健，气血不足以养神，故见神疲倦怠；脾虚则运化功能衰退，水湿不运，故见纳呆便溏。舌淡苔白脉弱，均为气血亏虚之象。

【治法】健脾益气，滋养肝目。

【辨证选药】可选用补中益气丸（颗粒、口服液）、四君子丸。气血两虚者可用八珍丸（颗粒、胶囊、片）、人参养荣丸；若因脾虚而导致水湿不运出现头身困重等湿邪内停之象，可用参苓白术散（丸、颗粒、胶囊）等。

此类中成药多由黄芪、人参、炙甘草、白术、茯苓、当归、陈皮、柴胡、升麻等组成，诸药相合，可发挥很好的健脾益气作用。

2. 肝肾亏虚证

【临床表现】视物模糊，或眼前固定暗影，眼目干涩；眼底黄斑区域性色素上皮萎缩，或渗出前期或斑痕期病变；眼目干涩、头晕耳鸣、腰膝酸软、失眠多梦；舌质红，苔少，脉细。

【辨证要点】视物模糊，或眼前固定暗影，眼目干涩；眼底黄斑区域性色素上皮萎缩，或渗出前期或斑痕期病变。

【病机简析】肝肾两亏，精血不足，目失濡养，故眼目干涩，视物模糊，或眼前固定暗影；耳为肾窍，脑为髓海，精少髓亏，脑海失充，故见头晕耳鸣；肾水亏虚，水火失济则心火偏亢，则见失眠多梦；精亏髓减，则骨骼失养，故腰膝酸软。舌红苔少脉细，皆为阴虚之象。

【治法】滋补肝肾，养肝明目。

【辨证选药】可选六味地黄丸（颗粒、胶囊）、明目地黄丸、杞菊地黄丸（胶囊、片、口服液）。阴虚者可用知柏地黄丸、石斛夜光丸、芪明颗粒、左归丸；阳虚者可选用右归丸、金匮肾气丸（片）等。

此类中成药多由熟地、山萸肉、丹皮、茯苓、泽泻、山药、枸杞、菊花、白芍、当归、蒺藜、石决明、知母、黄柏等药物组成，具有滋补肝肾，滋阴养肝明目的功效，是以虚为主的黄斑变性的首选药物，各类型可配合使用。

3. 痰湿蕴结证

【临床表现】视物昏蒙，视物变形；眼底视网膜有边界模糊的黄白色渗出、渗出性浅脱，或黄斑区水肿、渗出反复迁延不愈；全身可伴胸膈满闷，眩晕心悸，肢体乏力；舌苔白腻或黄腻，脉沉滑或弦滑。

【辨证要点】视物昏蒙，视物变形；眼底视网膜有边界模糊的黄白色渗出、渗出性浅脱，或黄斑区水肿、渗出反复迁延不愈。

【病机简析】痰湿内蕴，熏蒸清窍，上泛目内，引起脉络膜视网膜水肿、渗出等病变，视物不清、变形等；因湿邪犯病，故病程缠绵，迁延不愈；湿邪郁遏气机，清阳不升，故见眩晕头重，胸膈满闷；无形之痰留聚于心，扰乱神明，可致失眠；凝结于四肢，则见四肢乏力。舌苔腻，脉滑俱为湿象。

【治法】化痰祛湿，益气健脾。

【辨证选药】可选五苓散（胶囊、片）、二陈丸、六君子丸；若痰郁化热，可加清气化痰丸。

此类中成药多由茯苓、桂枝、猪苓、白术、泽泻、陈皮、半夏等药物组成，具有温阳益气，利湿行水的功效，是黄斑水肿、渗出反复发作的首选食物。

4. 络伤出血证

【临床表现】多在渗出型黄斑变性出现。突然一眼视物不见，或视力下降，视物变形；黄斑出血、渗出和水肿；口干欲饮，潮热面赤，五心烦热，盗汗多梦，腰酸膝软；舌质红，苔少，脉数。

【辨证要点】多在渗出型黄斑变性出现。突然一眼视物不见，或视力下降，视物变形；黄斑出血、渗出和水肿。

【病机简析】肝开窍于目，肝阴不足，不能上滋头目，则见视力下降，视物变形；阴亏津不能上承，则见口干欲饮；阴虚不能制阳，虚火上炎，故潮热面赤；虚热内蒸，则见五心烦热、潮热；虚火内灼营阴，则见盗汗多梦；阴血亏虚则骨骼失养，故见腰膝酸软。舌红苔少，脉数均为阴虚之象。

【治法】滋阴降火，凉血止血。

【辨证选药】可选和血明目片、知柏地黄丸、复方血栓通胶囊（片）。若见胁痛嗳气、神疲等肝郁脾虚等症，可用丹栀逍遥丸（片、胶囊）；若血虚症状明显者，可用四物颗粒。

此类中成药多由三七、知母、熟地、丹皮、茯苓、决明子、栀子等药组成，功在活血化瘀，兼有凉血止血或补气和血之效。

5. 脾虚湿盛证

【临床表现】视物变形，视物发暗；黄斑区色素紊乱，玻璃膜疣形成，中心凹反光消失，或黄斑出血、渗出及水肿；全身可兼见头重如裹，食少纳呆，大便溏薄，或畏寒肢冷，或无明显兼证；舌质淡，苔白腻或黄腻，脉濡缓。

【辨证要点】视物变形，视物发暗；黄斑区色素紊乱，玻璃膜疣形成，中心凹反光消失，或黄斑出血、渗出及水肿。

【病机简析】饮食失节，伤其脾胃，水湿不运，而致目失濡养，神光衰微，故视物模糊；湿邪为病，上泛清阳，则头重如裹；停于胃肠，则见食少纳呆，大便溏薄。苔腻，脉濡缓为湿邪内停之征象。

【治法】健脾利湿，解郁通络。

【辨证选药】参苓白术散（丸、颗粒、胶囊）加减。

此类中成药多由人参、白术、茯苓、炙甘草、山药、桔梗、白扁豆、莲子肉、薏苡仁、泽兰、泽泻、车前子等组成，具有健脾利湿作用；水肿明显加泽兰、益母草。

三、用药注意

临床选药必须以辨证论治的思想为指导，针对不同证型，选择与其相对证的药物，才能收到较为满意的疗效。另外，应随时注意监测患者的眼底及全身情况，出现胃部不适、腹泻时，务必及时治疗。患者如正在服用其他药品，应当告知医师或药师；还需养成规律的生活习惯，起居有节；饮食宜清淡，切忌肥甘油腻食物，以防影响药效的发挥。药品贮藏宜得当，存于阴凉干燥处，药品性状发生改变时禁止服用。药品必须妥善保管，放在儿童不能接触的地方，以防发生意外。儿童若需用药，务请咨询医师，并必须在成人的监护下使用。对于具体药品的饮食禁忌、配伍禁忌、妊娠禁忌、证候禁忌、病证禁忌、特殊体质禁忌、特殊人群禁忌等，各药品内容中均有详细介绍，用药前务必仔细阅读。

附一

常用治疗年龄相关性黄斑变性的中成药药品介绍

（一）脾虚气弱证常用中成药品种

补中益气丸（颗粒、口服液）

【处方】炙黄芪、党参、炙甘草、炒白术、当归、升麻、柴胡、陈皮。

【功能与主治】补中益气，升阳举陷。用于脾胃虚弱、中气下陷所致的泄泻、脱肛、阴挺，症见体倦乏力、食少腹胀、便溏久泻、肛门下坠或脱肛、子宫脱垂。也可用于年龄相关性黄斑变性脾虚气弱证，症见视物模糊，眼底后极部有渗出性浅脱等。

【用法与用量】

丸剂：口服。规格（1）大蜜丸，一次1丸，一日2～3次。规格（2）浓缩丸，一次8～10丸，一日3次。规格（3）水丸，一次6g，一日2～3次。

颗粒剂：口服。一次3g，一日2～3次。

口服液：口服。一次1支，一日2～3次。

【禁忌】孕妇慎用。

【注意事项】

1. 忌肥甘油腻等不易消化食物。

2. 感冒发热患者不宜服用。

3. 有高血压、心脏病、肝病、糖尿病、肾病等慢性病严重者应在医师指导下服用。

4. 儿童、孕妇、哺乳期妇女应在医师指导下服用。

5. 服药 4 周症状无缓解，应去医院就诊。

【规格】

丸剂：（1）每丸重 9g，（2）每 8 丸相当于原生药 3g，（3）每袋装 6g。

颗粒剂：每袋装 3g。

口服液：每支装 10ml。

【贮藏】密闭，防潮。

【药理毒理】

·**健脾、补肾阳** 分别给脾虚、肾阳虚型 NIH 小鼠模型饲喂高剂量补中益气丸（3.75g/kg、11.25g/kg），给药体积为 40ml/mg，连续给药 7 天后发现小鼠相应症状减轻，生化指标、免疫学指标得以改善，提示补中益气丸对脾虚和肾阳虚证有一定的治疗作用[1]。

【参考文献】

[1] 佘望贻，卓晖，孟琼.补中益气丸脾肾相关性实验研究 [J].中国医药指南，2008，6（21）：25-26.

四君子丸

【处方】白术、党参、茯苓、炙甘草。

【功能与主治】益气健脾。用于脾胃气虚，胃纳不佳，食少便溏。也可用于年龄相关性黄斑变性脾虚气弱证，症见视物变形，眼前暗影，反复发生黄斑部出血等。

【用法与用量】口服。一次 1～2 袋，一日 3 次。

【禁忌】孕妇慎用。

【注意事项】

1．外感或实热内盛者不得服用。

2．忌肥甘油腻等不易消化食物。

3．感冒发热患者不宜服用。

4．有高血压、心脏病、肝病、糖尿病、肾病等慢性病严重者应在医师指导下服用。

5．儿童、孕妇、哺乳期妇女应在医师指导下服用。

6．服药 4 周症状无缓解，应去医院就诊。

【规格】每袋装 3g。

【贮藏】密闭，防潮。

八珍丸（颗粒、胶囊、片）

【处方】党参、炒白术、茯苓、甘草、当归、白芍、川芎、熟地黄。

【功能与主治】补气益血。用于气血两虚，面色萎黄，食欲不振，四肢乏力，月经过多。也可用于年龄相关性黄斑变性脾虚气弱证，症见视物模糊，或视物变形，眼前暗影，反复发生黄斑部出血等。

【用法与用量】

丸剂：口服。规格（1）大蜜丸，一次 1 丸，一日 2 次。规格（2）、（4）浓缩丸，一次8丸，一日3次。规格（3）水蜜丸，一次6g，一日2次。

颗粒剂：开水冲服。规格（1）、（2）一次1袋，一日2次。

胶囊：口服。一次3粒，一日2次。

片剂：口服。薄膜衣片一次2片，一日2次。

【禁忌】体实有热者慎用，感冒者停用。

【注意事项】宜清淡易消化饮食，忌辛辣、油腻、生冷食物。

【规格】

丸剂：（1）每丸重9g，（2）每8丸相当于原生药3g，（3）每袋装6g，（4）每瓶装60g。

颗粒剂：每袋装（1）3.5g，（2）8g。

片剂：薄膜衣片，每片重（1）0.4g，（2）0.6g。

【贮藏】密封。

【药理毒理】现代研究表明本品有提高免疫力的功效。

·**提高免疫力**　本品的组成与八珍口服液一致。实验表明八珍口服液有明显的增强巨噬细胞吞噬功能的作用，可使小鼠胸腺和脾脏重量增加，血虚小鼠红细胞、血红蛋白增多，气虚动物全血黏度降低，提示八珍口服液有滋补气血、提高免疫力之功效。[1]

【参考文献】

[1] 陈光义，金燕欣，赖水招，等.八珍口服液的药效学研究[J].首都医药，1999，6（11）：22-24.

人参养荣丸

【处方】人参、白术（土炒）、茯苓、炙黄芪、当归、熟地黄、白芍（麸炒）、陈皮、远志（制）、肉桂、五味子（酒蒸）、炙甘草。

【功能与主治】补益气血。用于心脾不足，气血两亏，形瘦神疲，食少便溏，病后虚弱。也可用于年龄相关性黄斑变性脾虚气弱证，症见视物模糊，或视物变形，眼前暗影，眼底后极部有渗出性浅脱等。

【用法与用量】口服。一次 1 丸，一日 1 ～ 2 次。

【禁忌】孕妇及阴虚热盛者慎用。

【注意事项】宜清淡饮食。

【规格】每丸重 9g。

【贮藏】密闭，防潮。

参苓白术散（丸、颗粒、胶囊）

【处方】人参、茯苓、白术（炒）、山药、白扁豆（炒）、莲子、薏苡仁（炒）、砂仁、桔梗、甘草。

【功能与主治】补脾胃，益肺气。用于脾胃虚弱，食少便溏，气短咳嗽，肢倦乏力。也可用于年龄相关性黄斑变性脾虚湿盛证，症见视物变形，视物发暗，黄斑区色素紊乱，玻璃膜疣形成，中心凹反光消失，或黄斑出血、渗出及水肿等。

【用法与用量】

散剂：口服。规格（1）、（2）、（3）一次 6 ～ 9g，一日 2 ～ 3 次。

丸剂：口服。一次 6g，一日 3 次。

颗粒剂：口服。一次 6g，一日 3 次。

胶囊：口服。一次 3 粒，一日 3 次。

【禁忌】孕妇慎用。

【注意事项】

1. 忌肥甘、油腻等不易消化食物。

2．感冒发热患者不宜服用。

3．泄泻兼有大便不通畅，肛门有下坠感者不宜服用。

4．有高血压、心脏病、肝病、糖尿病、肾病等慢性病严重者应在医师指导下服用。

5．儿童、孕妇、哺乳期妇女应在医师指导下服用。

6．服药4周症状无缓解，应去医院就诊。

【规格】

散剂：每袋装（1）3g，（2）6g，（3）9g。

丸剂：每100丸重6g。

颗粒剂：每袋装6g。

胶囊：每粒装0.5g。

【贮藏】 密闭。

【药理毒理】

·**影响小肠运动** 本品颗粒剂和汤剂均能显著抑制小肠的推进作用[1]。

【参考文献】

[1] 王光明，王志高. 参苓白术散配方颗粒与汤剂对脾虚糖尿病小鼠小肠推进运动的影响 [J]. 药物研究，2008，17（16）：25-26.

（二）肝肾亏虚证常用中成药品种

六味地黄丸（颗粒、胶囊）

【处方】 熟地黄、酒萸肉、牡丹皮、山药、茯苓、泽泻。

【功能与主治】 滋阴补肾。用于肾阴亏损，头晕耳鸣，腰膝酸软，骨蒸潮热，盗汗遗精，消渴。也可用于年龄相关性黄斑变性肝肾亏虚证,症见视物模糊,眼目干涩,眼底黄斑区域性色素上皮萎缩等。

【用法与用量】

丸剂:口服。规格(1)大蜜丸,一次1丸,一日2次。规格(2)浓缩丸,一次8丸,一日3次。规格(3)水蜜丸,一次6g,一日2次。规格(4)、(5)、(6)小蜜丸,一次9g,一日2次。

颗粒剂:开水冲服。一次5g,一日2次。

胶囊:口服。规格(1)一次1粒,规格(2)一次2粒,一日2次。

【禁忌】尚不明确。

【注意事项】

1.忌辛辣食物。

2.不宜在服药期间服感冒药。

3.服药期间出现食欲不振、胃脘不适、便秘、腹痛等症状时,应去医院就诊。

4.服药2周症状无缓解,应去医院就诊。

【规格】

丸剂:(1)每丸重9g,(2)每8丸重1.44g(相当于饮片3g),(3)每袋装6g,(4)每袋装9g,(5)每瓶装60g,(6)每瓶装120g。

颗粒剂:每袋装5g。

胶囊:每粒装(1)0.3g,(2)0.5g。

【贮藏】密闭,防潮。

【药理毒理】现代研究表明,该药对肾脏、肝脏、心脏具有调节保护作用,并对免疫系统有调节作用。

·**调节肾功能**　六味地黄丸能够减少健康老年人低分子量蛋白及尿溶菌酶排泄量，改善健康老人的肾浓缩功能及肾小管的重吸收功能[1]。

·**对肝脏的保护作用**　实验表明六味地黄汤能降低小鼠血清谷丙转氨酶（GPT）活性[2]。

·**对心血管的作用**　六味地黄汤煎剂能明显对抗大鼠由于左冠脉结扎而引起的心肌超氧化物歧化酶活性的降低及丙二醛含量的增加；并能明显缩小心肌缺血再灌注大鼠的梗塞区面积，同时增加灌流区面积[3]。

·**免疫调节作用**　本方能促进产生白细胞游走抑制因子，提高正常小鼠红细胞 C3b 受体花环率，对抗强的松龙降低红细胞 C3b 受体花环率；同时显著抑制鸡红细胞及化学物质引起的小鼠迟发超敏反应[4]。

【参考文献】

[1] 黄世超.六味地黄丸对健康老年人肾小管功能作用的观察[J].中华老年医学杂志，1992，（6）：374.

[2] 谢卓丘，朱晓春，刘国卿.六味地黄煎剂对小鼠实验性肝损伤的保护作用[J].中国药科大学学报，1989，（6）：351.

[3] 戴德哉，荣沛，安鲁凡，等.六味地黄煎剂对心、肾、脑缺血的实验治疗[J].中国药科大学学报，1990，（5）：276.

[4] 马世平，杭秉茜，刘越，等.六味地黄汤的免疫药理研究[J].中国现代应用药学，1990，（3）：14.

明目地黄丸

【处方】熟地黄、酒萸肉、牡丹皮、山药、茯苓、泽泻、枸杞子、菊花、当归、白芍、蒺藜、煅石决明。

【功能与主治】 滋肾，养肝，明目。用于肝肾阴虚，目涩畏光，视物模糊，迎风流泪。也可用于年龄相关性黄斑变性肝肾亏虚证，症见眼前固定暗影，眼目干涩，眼底渗出前期或斑痕期病变等。

【用法与用量】 口服。规格（1）大蜜丸，一次1丸，一日2次。规格（2）水蜜丸，一次6g，一日2次。规格（3）小蜜丸，一次9g，一日2次。规格（4）浓缩丸，一次8～10丸，一日3次。

【禁忌】 肝经风热、肝火上扰者慎用。脾胃虚弱，运化失调者慎用。肝胆湿热内蕴者慎用。

【注意事项】

1．忌肥甘油腻等不易消化食物。

2．感冒发热患者不宜服用。

3．有高血压、心脏病、肝病、糖尿病、肾病等慢性病严重者应在医师指导下服用。

4．儿童、孕妇、哺乳期妇女应在医师指导下服用。

5．服药2周症状无缓解，应去医院就诊。

【规格】（1）每丸重9g，（2）每袋装6g，（3）每袋装9g，（4）每8丸相当于原生药3g。

【贮藏】 密闭，防潮。

【药理毒理】 该药具有降血脂、抗氧化的作用。

动物实验表明明目地黄丸通过提高 SOD 活性和 MDA 含量，提高鼠眼的抗氧化能力，并降低脂质过氧化过程[1]。

【参考文献】

[1] 许丽娟，倪学霞．明目地黄丸对白内障大鼠晶状体内

SOD、MDA 影响的实验研究 [J]. 天津中医药，2013，2：102-104.

杞菊地黄丸（胶囊、片、口服液）

【处方】枸杞子、菊花、熟地黄、酒萸肉、牡丹皮、山药、茯苓、泽泻。

【功能与主治】滋肾养肝。用于肝肾阴亏，眩晕耳鸣，羞明畏光，迎风流泪，视物昏花。也可用于年龄相关性黄斑变性肝肾亏虚证，症见视物模糊，或眼前固定暗影，眼目干涩，眼底黄斑区域性色素上皮萎缩等。

【用法与用量】

丸剂：口服。规格（1）大蜜丸，一次 1 丸，一日 2 次。规格（2）浓缩丸，一次 8 丸，一日 3 次。规格（3）水蜜丸，一次 6g，一日 2 次。规格（4）、（6）小蜜丸，一次 9g，一日 2 次。规格（5）小蜜丸，一次 6g，一日 2 次。

胶囊：口服。一次 5～6 粒，一日 3 次。

片剂：口服。一次 3～4 片，一日 3 次。

口服液：口服。一次 10ml，一日 2 次。

【禁忌】实火亢盛所致头晕、耳鸣慎用，脾虚便溏者慎用。

【注意事项】忌酸冷及辛辣食物，忌烟、酒。

【规格】

丸剂：（1）每丸重 9g，（2）每 8 丸相当于原药材 3g，（3）每袋装 6g，（4）每袋装 9g，（5）每瓶装 60g，（6）每瓶装 120g。

胶囊：每粒装 0.3g。

片剂：片芯重 0.3g。

口服液：每支装 10ml。

【贮藏】 密封，置阴凉处。

【药理毒理】 该药可以改善视网膜病变，并且增强泪膜稳定性。

·**改善视网膜病变** 本药可降低糖尿病大鼠血浆和视网膜内 SOD、GSH-Px 活性，升高 MDA 含量，可明显改善大鼠视网膜病变，提高抗氧化酶活性，并抑制醛糖还原酶激活[1]。

·**增强泪膜稳定性** Chang 等人对杞菊地黄丸的现代药理做了研究，发现杞菊地黄丸可以有效地增强泪膜稳定性，减缓泪液的蒸发，在泪液的质量方面有明显的提高。同时亦有延长泪膜破裂时间、增加泪液分泌以及促进角膜病变修复等作用[2]。

【临床报道】 使用杞菊地黄丸治疗干眼症 60 例，对照组 60 例使用局部羧甲基纤维素钠滴眼液（人工泪液），治疗 30d。总有效率：杞菊地黄丸组 96.70%，人工泪液组 86.7%（Z=-3.310，P=0.001）[3]。

【参考文献】

[1] 刘国君. 杞菊地黄丸对糖尿病视网膜病变的保护作用 [J]. 河北中医药学报，2012，27（1）：45-46.

[2]Chang YH，Lin H.Li WC.Clinical evaluation of the traditional prescription Qi-Ju-Di-Huang-Wan for dry eye[J].Phytother Res，2005，19（4）：349.

[3] 林秋霞，韦企平. 杞菊地黄丸治疗干眼症的临床研究 [J]. 中国中医眼科杂志，2012，22（3）：172-174.

知柏地黄丸

【处方】 知母、黄柏、熟地黄、山茱萸（制）、牡丹皮、山药、茯苓、泽泻。

【功能与主治】滋阴降火。用于阴虚火旺，潮热盗汗，口干咽痛，耳鸣遗精，小便短赤。也可用于年龄相关性黄斑变性络伤出血证，症见突然视力下降，视物变形，黄斑出血、渗出和水肿等。

【用法与用量】口服。规格（1）大蜜丸，一次1丸，一日2次。规格（2）、（6）浓缩丸，一次8丸，一日3次。规格（3）、（5）水蜜丸，一次6g，一日2次。规格（4）小蜜丸，一次9g，一日2次。

【禁忌】尚不明确。

【注意事项】

1. 忌肥甘油腻等不易消化食物。

2. 感冒发热患者不宜服用。

3. 有高血压、心脏病、肝病、糖尿病、肾病等慢性病严重者应在医师指导下服用。

4. 儿童、孕妇、哺乳期妇女应在医师指导下服用。

5. 服药4周症状无缓解，应去医院就诊。

【规格】（1）每丸重9g，（2）每10丸重1.7g，（3）每袋装6g，（4）每袋装9g，（5）每瓶装60g，（6）每8丸相当于原生药3g。

【贮藏】密封。

【药理毒理】现代研究表明本品有降血糖、增强免疫、调节神经内分泌的作用。

· **降血糖作用**　知柏地黄丸能够降低正常及四氧嘧啶致高血糖小鼠的血糖，减少小鼠的饮水量[1]。

· **增强免疫**　知柏地黄丸可提高肾上腺皮质激素致肾阴虚幼

龄大鼠血清中白细胞介素 2（IL-2）、白细胞介素 6（IL-6）、免疫球蛋白 G（IgG）水平和脾脏指数；减轻氢化可的松引起的脾脏组织结构的改变，拮抗氢化可的松的免疫抑制作用[2]。

·**调节神经内分泌** 知柏地黄丸可对抗瘦素诱导的幼龄雌鼠特发性中枢性性早熟（ICPP），其治疗 ICPP 的作用可能与其能抑制下丘脑－垂体－性腺轴（HPGA）功能的提前发动有关[3]；可以对抗抑那通（注射用醋酸亮丙瑞林）诱导的幼龄雌鼠性早熟[4]；可以提高肾上腺皮质激素型肾阴虚大鼠血浆皮质醇（CORT），促肾上腺皮质激素（ACTH），促肾上腺激素释放激素（CRH）水平及肾上腺指数，恢复肾上腺组织形态和细胞正常分泌功能[5-6]。

【参考文献】

[1] 陈光娟. 知柏地黄丸对小鼠血糖的影响 [J]. 中药药理与临床，1993，9（4）：62.

[2] 史正刚，于霞，张士卿. 知柏地黄丸对肾上腺皮质激素致肾阴虚幼龄大鼠免疫功能的影响 [J]. 中国实验方剂学杂志，2006，12（1）：62.

[3] 刘孟渊，徐雯，肖柳英，等. 知柏地黄丸对抗瘦素诱导特发性性早熟小鼠模型的实验研究 [C]. 第四届全国中医药免疫学术研讨会论文汇编，2007.

[4] 刘孟渊，徐雯，韩超. 抑那通诱导特发性性早熟模型与阴虚火旺证的相关性研究 [J]. 上海中医药杂志，2009，43（11）：75-78.

[5] 张继红，周新华，肖卫华. 知柏地黄丸抗运动性疲劳实验研究 [J]. 湘南学院学报，2009，30（5）：122.

[6] 史正刚，潘婴婴，张士卿. 知柏地黄丸对肾上腺皮质激素

型肾阴虚幼龄大鼠血浆 CORT、ACTH、CRH 及肾上腺指数和组织学结构的影响 [J]. 中国中医基础医学杂志，2006，12（3）：167.

石斛夜光丸

【处方】石斛、熟地、枸杞、菟丝子、牛膝、菊花、蒺藜、青葙子、决明子、水牛角浓缩粉等。

【功能与主治】滋阴补肾，清肝明目。用于肝肾两亏，阴虚火旺，内障目暗，视物昏花。也可用于年龄相关性黄斑变性肝肾亏虚证，症见视物模糊，眼前固定暗影，眼底黄斑区域性色素上皮萎缩等。

【用法与用量】口服。大蜜丸一次 1 丸，水蜜丸一次 6g，小蜜丸一次 9g，一日 2 次。

【禁忌】肝经风热、肝火上攻实证者慎用。脾胃虚弱、运化失调者慎用。孕妇慎用。

【注意事项】

1．宜清淡饮食，忌酸冷食物。

2．感冒发热患者不宜服用。

3．有高血压、心脏病、肝病、糖尿病、肾病等慢性病严重者应在医师指导下服用。

4．儿童、孕妇、哺乳期妇女应在医师指导下服用。

5．服药 2 周症状无缓解，应去医院就诊。

【规格】大蜜丸，每丸重 9g；水蜜丸，每袋装 6g；小蜜丸，每瓶装 24g。

【贮藏】密闭，防潮。

【临床报道】使用石斛夜光丸合复方血栓通胶囊治疗中心性浆

液性脉络膜视网膜病变 40 例，此为治疗组，对照组 40 例予以口服地巴唑、肌苷片等。结果显示：治疗组疗程短，复发率低，总有效率 95%；对照组总有效率 55%[1]。

【参考文献】

[1] 黄江丽. 石斛夜光丸合复方血栓通胶囊治疗中心性浆液性脉络膜视网膜病变 [J]. 光明中医，2008，23（12）：1934-1935.

芪明颗粒

【处方】 黄芪、葛根、地黄、枸杞子、决明子、茺蔚子、蒲黄、水蛭。

【功能与主治】 益气生津，滋养肝肾，通络明目。用于 2 型糖尿病视网膜病变单纯型，辨证属气阴亏虚、肝肾不足、目络瘀滞证，症见视物昏花、目睛干涩、神疲乏力、五心烦热、自汗盗汗、口渴喜饮、便秘、腰膝酸软、头晕、耳鸣等。

【用法与用量】 开水冲服。一次 1 袋，一日 3 次，疗程为 3～6 个月。

【禁忌】 尚不明确。

【注意事项】

1. 忌食辛辣、油腻食物。

2. 服用本药期间仍需服用基础降糖药物，以便有效地控制血糖。

3. 脾胃虚寒者，出现湿阻胸闷、胃肠胀满、食少便溏者，或痰多者不宜使用。

4. 个别患者服药后出现 ALT 的轻度升高，尚不能完全排除与本品有关。

5．服药期间出现胃脘不适、大便稀溏者，可停药观察。

6．与大剂量养阴生津、活血化瘀中药合用，或与大剂量扩张血管药物合用，应咨询医师。

【规格】每袋装 4.5g。

【贮藏】密封，防潮。

【药理毒理】本品有抗氧化的作用。

·抗氧化　芪明颗粒可降低晶体中脂质过氧化终产物丙二醛（MDA）含量，提高 SOD、GSH-px 活性，增强 DM 大鼠抗氧化能力，减轻晶体的氧化损伤[1]。

【临床报道】采用芪明颗粒治疗非增殖期糖尿病视网膜病变41 例，并设对照组（41 例）。结果发现治疗组总有效率85.4%，对照组总有效率 65.9%[2]。

【参考文献】

[1] 刘爱琴，廖品正，郑燕林，等．芪明颗粒对糖尿病大鼠晶体抗氧化反应的影响 [J].成都中医药大学学报，2004，27（1）：9-10.

[2] 臧乐红，杨玉青．芪明颗粒治疗非增殖期糖尿病视网膜病变疗效观察 [J].陕西中医，2011，32（4）．

左归丸

【处方】熟地黄、菟丝子、牛膝、龟甲胶、鹿角胶、山药、山茱萸、枸杞子。

【功能与主治】滋肾补阴。用于真阴不足，腰酸膝软，盗汗，神疲口燥。也可用于年龄相关性黄斑变性肝肾亏虚证，症见视物模糊，眼目干涩，眼底黄斑区域性色素上皮萎缩等。

【用法与用量】口服。水蜜丸一次 9g，一日 2 次。

【禁忌】肾阳亏虚、命门火衰、阳虚腰痛者慎用，孕妇慎用。

【注意事项】

1．忌油腻食物。

2．感冒患者不宜服用。

3．服药 2 周或服药期间症状无改善，或症状加重，或出现新的严重症状，应立即停药并去医院就诊。

【规格】水蜜丸，每 10 丸重 1g。

【贮藏】密封。

右归丸

【处方】当归、杜仲、附子、枸杞子、鹿角胶、肉桂、山药、山茱萸、熟地黄、兔丝子。

【功能与主治】温补肾阳，填精止遗。用于肾阳不足，命门火衰，腰膝酸冷，精神不振，怯寒畏冷，阳痿遗精，大便溏薄，尿频而清。也可用于年龄相关性黄斑变性肝肾亏虚证，症见眼前固定暗影，眼目干涩，眼底黄斑区域性色素上皮萎缩等。

【用法与用量】口服。一次 1 丸，一日 3 次。

【禁忌】尚不明确。

【注意事项】

1．忌油腻食物。

2．感冒患者不宜服用。

3．服药 2 周或服药期间症状无改善，或症状加重，或出现新的严重症状，应立即停药并去医院就诊。

【规格】每丸重 9g。

【贮藏】密闭，防潮。

金匮肾气丸（片）

【处方】地黄、山茱萸（酒炙）、山药、牡丹皮、泽泻、茯苓、桂枝、附子（炙）、牛膝（去头）、车前子（盐炙）。

【功能与主治】温补肾阳，化气行水。用于肾虚水肿，腰膝酸软，小便不利，畏寒肢冷。也可用于年龄相关性黄斑变性肝肾亏虚证，症见视物模糊，眼目干涩，眼底渗出前期或瘢痕期病变等。

【用法与用量】

丸剂：口服。规格（1）大蜜丸，一次1丸；规格（2）水蜜丸，一次4~5g，一日2次。

片剂：口服。一次4片，一日2次。

【禁忌】孕妇忌服。

【注意事项】

1. 忌房事、气恼。

2. 忌生冷食物。

3. 服药2周症状无缓解，应去医院就诊。

【规格】

丸剂：（1）每丸重6g，（2）每100粒重20g。

片剂：每片重0.27g。

【贮藏】密闭，防潮。

（三）痰湿蕴结证常用中成药品种

五苓散（胶囊、片）

【处方】茯苓、泽泻、猪苓、肉桂、炒白术。

【功能与主治】 温阳化气，利湿行水。用于阳不化气、水湿内停所致的水肿，症见小便不利，水肿腹胀，呕逆泄泻，渴不思饮。也可用于年龄相关性黄斑变性痰湿蕴结证，症见视物昏蒙，视物变形；眼底视网膜有边界模糊的黄白色渗出、渗出性浅脱等。

【用法与用量】

散剂：口服。规格（1）、（2）一次6～9g，一日2次。

胶囊：口服。一次3粒，一日2次。

片剂：口服。一次4～5片，一日3次。

【禁忌】 尚不明确。

【注意事项】 尚不明确。

【规格】

散剂：每袋装（1）6g，（2）9g。

胶囊：每粒装0.45g。

片剂：每片重0.35g。

【贮藏】 密闭，防潮。

【临床报道】 将59例合并早期糖尿病肾病（DN）的2型糖尿病（T$_2$DM）患者随机分为给予缬沙坦（A组）、五苓胶囊联合缬沙坦（B组）治疗3个月，B组UAER下降较A组显著（$P < 0.01$），而TC、LDL-c、TG、红细胞聚集指数、全血高切黏度、全血低切黏度、血浆比黏度、纤维蛋白原及血沉较治疗前下降（$P < 0.05$）[1]。

【参考文献】

[1] 黎明，施凌云，刘伟.五苓胶囊联合缬沙坦在早期糖尿病肾病治疗作用[J].实用糖尿病杂志，2011，7（1）：27-28.

二陈丸

【处方】 陈皮、半夏（制）、茯苓、甘草。

【功能与主治】 渗湿化痰，理气和胃。用于痰湿停滞导致的咳嗽痰多，胸脘胀闷，恶心呕吐。也可用于年龄相关性黄斑变性痰湿蕴结证，症见视物昏蒙，视物变形；眼底黄斑区水肿、渗出反复迁延不愈等。

【用法与用量】 口服。一次 9 ~ 15g，一日 2 次。

【禁忌】 尚不明确。

【注意事项】

1．忌烟、酒及辛辣、生冷、油腻食物。

2．不宜在服药期间同时服用滋补性中药。

3．肺阴虚所致的燥咳不适用。

4．支气管扩张、肺脓疡、肺心病、肺结核患者出现咳嗽时应去医院就诊。

5．有高血压、心脏病、肝病、糖尿病、肾病等慢性病严重者应在医师指导下服用。

6．儿童、孕妇、哺乳期妇女、年老体弱者应在医师指导下服用。

7．服药期间，若患者发热体温超过 38.5℃，或出现喘促气急者，或咳嗽加重、痰量明显增多者应去医院就诊。

8．服药 7 天症状无缓解，应去医院就诊。

【规格】 每 100 粒重 6g。

【贮藏】 密闭，防潮。

六君子丸

【处方】党参、茯苓、白术（麸炒）、甘草（蜜炙）、半夏（制）、陈皮、生姜、大枣。

【功能与主治】补脾益气，燥湿化痰。用于脾胃虚弱，食量不多，气虚痰多，腹胀便溏。也可用于年龄相关性黄斑变性痰湿蕴结证，症见视物变形；眼底视网膜有边界模糊的渗出性浅脱，或黄斑区水肿等。

【用法与用量】口服。一次9g，一日2次。

【禁忌】孕妇忌服。

【注意事项】

1．忌食生冷、油腻、不易消化食物。

2．不适用于脾胃阴虚证，主要表现为口干、舌红少津、便干。

3．小儿、年老体弱者应在医师指导下服用。

4．服药7天症状无缓解，应去医院就诊。

【规格】每袋装9g。

【贮藏】密闭，防潮。

清气化痰丸

【处方】半夏、陈皮、胆南星、茯苓、瓜蒌仁霜、酒黄芩、苦杏仁、枳实。

【功能与主治】清肺化痰。用于肺热咳嗽，痰多黄稠，胸脘满闷。也可用于年龄相关性黄斑变性痰湿蕴结证，症见视物变形，眼底视网膜有边界模糊的黄白色渗出，或黄斑区水肿、渗出反复迁延不愈等。

【**用法与用量**】口服。一次 6 ～ 9g，一日 2 次。

【**禁忌**】尚不明确。

【**注意事项**】尚不明确。

【**规格**】每 6 丸相当于原生药 3g。

【**贮藏**】密闭，防潮。

（四）络伤出血证常用中成药品种

和血明目片

【**处方**】蒲黄、地黄、丹参、墨旱莲、女贞子、黄芩（炭）、赤芍、牡丹皮、茺蔚子、菊花、决明子、车前子等 19 味。

【**功能与主治**】凉血止血，滋阴化瘀，养肝明目。用于阴虚肝旺，热伤络脉所引起的眼底出血等。也可用于年龄相关性黄斑变性络伤出血证，症见突然一眼视物不见，黄斑出血、渗出和水肿。

【**用法与用量**】口服。一次 5 片，一日 3 次。

【**禁忌**】尚不明确。

【**注意事项**】尚不明确。

【**规格**】基片重 0.3g。

【**贮藏**】密封。

【**药理毒理**】本品有一定的止血、促凝血、抗炎消肿、改善微循环功能。

·**止血作用**　本品可明显缩短出血时间，有明显的止血作用[1]。

·**促凝血作用**　本品对内源性和外源性凝血均有促进作用，可激活多种凝血因子，增强血小板聚集功能。能明显促进血凝块吸收，加快血液流动速度[1]。

·**促血块吸收作用**　外伤后血凝块将发生降解吸收，产生大量生物毒性物质，和血明目片可以促进血管吸收以减少管内高压，而且能降低血块吸收过程中生物毒物对视神经轴突的损害刺激时间与程度[1]。

·**抗炎消肿作用**　小鼠耳壳炎症试验证明，本品对急性炎症早期的毛细血管通透性增高及渗出肿胀有明显的对抗作用[1]。

·**改善微循环作用**　实验证明，本品明显缩短荧光出现时间，对微循环电流速度有增加作用，促进眼部循环[1]。

【临床报道】

1．使用和血明目片治疗确诊为湿性黄斑变性伴黄斑出血的30例患者（36眼），治疗后最佳矫正视力提高的有效率为58.33%，眼底出血面积吸收的有效率为75%，黄斑区荧光素渗漏面积减少的有效率为41.67%[2]。

2．使用本品治疗各种导致眼底出血的疾病，如高血压视网膜病变、外伤性眼底出血、黄斑出血、中心性渗出性脉络膜视网膜炎等的早期出血和中后期瘀血吸收等，均有不同的疗效。其中临床治愈22例（20.8%），显效51例（48.1%），有效23例（21.7%），无效10例（9.4%），总有效（治愈＋显效＋有效）率为90.6%[3]。

【参考文献】

[1] 柯希振.和血明目片临床应用总结 [J].药物研究，2009，3（18）：211.

[2] 全明，张有花，刘海丹.和血明目片治疗黄斑出血的临床疗效观察 [J].中国中医眼科杂志，2010，20（2）：95-96.

[3] 邢兰英.和血明目片治疗各类眼底出血患者106例 [J].中

国药业，2008，17（11）：57.

知柏地黄丸

参见本病"肝肾阴虚证常用中成药品种"。

复方血栓通胶囊（片）

【处方】 三七、黄芪、丹参、玄参。

【功能与主治】 活血化瘀，益气养阴。用于血瘀兼气阴两虚的稳定型劳力性心绞痛，症见胸闷、胸痛、心悸、心慌、气短、乏力、心烦、口干。也可用于血瘀兼气阴两虚证的视网膜静脉阻塞，症见视力下降或视觉异常、眼底瘀血征象等。

【用法与用量】

胶囊：口服。一次3粒，一日3次。

片剂：口服。规格（1）一次2片，规格（2）一次3片，一日3次。

【禁忌】

1. 孕妇禁服。

2. 对本品过敏者禁服。

【注意事项】 过敏体质者慎服。

【规格】

胶囊：每粒装0.5g。

片剂：每片重（1）0.35g，（2）0.4g。

【贮藏】 密封，置阴凉干燥处（不超过20℃）。

【药理毒理】 现代研究证明本品有抗血栓、降眼压、促进炎症、出血及渗出吸收的作用。

·**抗血栓作用** 本品有扩张血管，增加血流量，改善血液循环和微循环的作用。在动物试验中，复方血栓通胶囊经证实可以缩短凝血时间，并具有促进血块溶解，抗血栓形成，增加外周血管的灌注量，延长小白鼠脑缺氧的生存时间及提高缺氧耐受力的作用[1]。

·**降低眼压作用** 本品可增加冠脉流量，增加局部静脉血流量，改善视网膜微循环，降低血管通透性，还能降低外周血管阻力，降低血压，降低眼压[2]。

·**促进局部炎症、出血及渗出吸收的作用** 本品有利于已形成的炎症、出血、渗出及水肿的消散、吸收[2]。

·**毒理** 本品在动物试验中一次最大耐受量为23.4g/kg，按体重计算相当于临床一次用量的1170倍。3次/d给药的最大耐受量为34.4g/kg，按体重计算相当于成人1d用量的573倍[3]。

【参考文献】

[1] 钟毅敏，于强，胡兆科.复方血栓通胶囊在眼科临床中的应用[J].广东医学，2004，25：487-488.

[2] 张爱武，史艳艳.复方血栓通胶囊治疗视网膜静脉阻塞69例[J].陕西中医，2006，26（9）：1083.

[3] 钟毅敏，于强，胡兆科.复方血栓通胶囊在眼科临床中的应用[J].广东医学，2004，25：487-488.

丹栀逍遥丸（片、胶囊）

【处方】 牡丹皮、栀子（炒焦）、柴胡（酒制）、白芍（酒炒）、当归、茯苓、白术（土炒）、薄荷、甘草（蜜炙）。

【功能与主治】 舒肝解郁，清热调经。用于肝郁化火，胸胁胀痛，烦闷急躁，颊赤口干，食欲不振或有潮热，以及妇女月经先期，经行不畅，乳房与少腹胀痛。也可用于年龄相关性黄斑变性络伤出血证，症见突然一眼视物不见，视物变形，黄斑出血、渗出等。

【用法与用量】

丸剂：口服。一次 6 ~ 9g，一日 2 次。

片剂：口服。一次 6 ~ 8 片，一日 2 次。

胶囊：口服。一次 3 ~ 4 粒，一日 2 次。

【禁忌】

1．脾胃虚寒、脘腹冷痛、大便稀溏者慎用。

2．孕妇、月经期妇女慎用。

【注意事项】

1．宜清淡饮食，忌辛辣、生冷及油腻食物。

2．应保持心情舒畅。

【规格】

丸剂：每袋装 6g。

片剂：薄膜衣片，每片重 0.35g。

胶囊：每粒装 0.45g。

【贮藏】 密封。

【药理毒理】 本品有改善肝功能的功效。丹栀逍遥丸中主要有效成分栀子苷、芍药苷、丹皮酚和甘草酸配伍，既降低 MDA 与 ALT 活性，又增加胆碱酯酶（CHE）活性，从而改善肝功能。[1]

【临床报道】 杨氏[2] 对服用丹栀逍遥散合耳穴贴压法的治疗组（51 例，58 眼）视神经萎缩患者与单纯服用西药之对照组（43 例，49 眼）视神经萎缩患者的视力、视野进行观察，从视力变化分析，治疗组有效率 79.3％，对照组 44.89％；从视野变化分析，治疗组有效率 61.9％，对照组 22.6％，治疗组疗效均优于对照组（P 值均小于 0.05）。丹栀逍遥散配合耳穴贴压法治疗视神经萎缩，对增进视力、改善视功能有较好的作用。

【参考文献】

[1] 王欣.大鼠肝损伤应用丹栀逍遥丸的药理研究 [J].海南医学院学报，2012，6.

[2] 杨海燕.丹栀逍遥散合耳穴贴压治疗视神经萎缩 51 例临床研究 [J].中医杂志，2003，1：28-29.

四物颗粒

【处方】 当归、川芎、白芍、熟地黄。

【功能与主治】 养血，调经。适用于产后康复以及营血虚弱，瘀血内阻所致月经不调、面部皮肤色素斑沉着等。也可用于年龄相关性黄斑变性络伤出血证，症见突然视力下降，视物变形，黄斑出血和水肿等。

【用法与用量】 温开水冲服。一次 5g，一日 3 次。

【禁忌】 尚不明确。

【注意事项】

1．忌肥甘、油腻等不易消化食物。

2．感冒发热患者不宜服用。

3．有高血压、心脏病、肝病、糖尿病、肾病等慢性病严重者应在医师指导下服用。

4．儿童、孕妇、哺乳期妇女应在医师指导下服用。

5．服药 4 周症状无缓解，应去医院就诊。

【规格】每袋装 5g。

【贮藏】密封。

【药理毒理】现代研究证明，本品能够改善供血，抗自由基损伤及免疫调节作用。

· 本品有改善供血作用 四物汤中的当归所含当归中性油及阿魏酸钠有明显的抗血栓及改善循环作用，川芎所含川芎嗪能够有效改善循环，扩张微血管，并能抑制血小板凝集，降低血小板表面活性，预防血栓的形成；熟地及芍药中所含有效成分能够调节血管平滑肌，使血液黏稠度降低，从而改善供血[1]。

· 抗自由基损伤作用 实验证明，四物汤组能显著提高小鼠红细胞中的 SOD 含量；与生理盐水组相比，四物汤组能显著降低血浆中脂质过氧化物（LPO）含量，说明四物汤具有提高小鼠胸腺重量的趋势[2]。

· 免疫调节的作用 四物汤能提高小鼠酸性 α－萘乙酸酯酶（ANAE）阳性细胞的百分率，提高小鼠抗体产生的滴度，表明四物汤能够同时调节细胞免疫及体液免疫[3]。

【参考文献】

[1] 高学敏等. 中药学 [M]. 北京：中国中医药出版社，2002：365，539，52.

[2] 杨勇，容蓉，卢充伟，等. 四物汤及其各单味药对小鼠自由基代谢及免疫功能影响的比较研究 [J]. 山东中医药大学学报，2002，26（4）：299-300.

[3] 李春荣，王升启. 四物汤及其单药主要活性成分免疫药理研究进展 [J]. 时珍国医国药，2006，17（9）：1624-1625.

（五）脾虚湿盛证常用中成药品种

参苓白术散（丸、颗粒、胶囊）

参见本病"脾虚气弱证常用中成药品种"。

附二

治疗年龄相关性黄斑变性的常用中成药简表

证型	药物名称	功能	主治病证	用法用量	备注
脾虚气弱证	补中益气丸（颗粒、口服液）	补中益气，升阳举陷。	用于脾胃虚弱、中气下陷所致的泄泻、脱肛、阴挺，症见体倦乏力、食少腹胀、便溏久泻、肛门下坠或脱肛、子宫脱垂。也可用于年龄相关性黄斑变性脾虚气弱证，症见视物模糊，眼底后极部有渗出性浅脱等。	丸剂：口服。规格（1）大蜜丸，一次1丸，一日2～3次。规格（2）浓缩丸，一次8～10丸，一日3次。规格（3）水丸，一次6g，一日2～3次。颗粒剂：口服。一次3g，一日2～3次。口服液：口服。一次1支，一日2～3次。	丸剂：基药、医保 颗粒剂：基药 口服液：医保
	四君子丸	益气健脾。	用于脾胃气虚，胃纳不佳，食少便溏。也可用于年龄相关性黄斑变性脾虚气弱证，症见视物变形，眼前暗影，反复发生黄斑部出血等。	口服。一次1～2袋，一日3次。	医保
	八珍丸（颗粒、胶囊、片）	补气益血。	用于气血两虚，面色萎黄，食欲不振，四肢乏力，月经过多。也可用于年龄相关性黄斑变性脾虚气弱证，症见视物变形，或视物变形，眼前暗影，反复发生黄斑部出血等。	丸剂：口服。规格（1）大蜜丸，一次1丸，一日3次。规格（2）、（4）浓缩丸，一次8丸，一日3次。规格（3）水蜜丸，一次6g，一日2次。	丸剂、颗粒剂、胶囊：基药 颗粒剂、片剂：医保

续表

证型	药物名称	功能	主治病证	用法用量	备注
脾虚气弱证				颗粒剂：开水冲服。规格（1）、（2）一次1袋，一日2次。胶囊：口服。一次3粒，一日2次。片剂：口服。薄膜衣片一次2片，一日2次。	
	人参养荣丸	补益气血。	用于心脾不足，气血两亏，形瘦神疲，食少便溏，病后虚弱。也可用于年龄相关性黄斑变性脾虚气弱证，症见视物模糊，或视物变形，眼前暗影，眼底后极部有渗出性浅脱等。	口服。一次1丸，一日1～2次。	医保
	参苓白术散（丸、颗粒、胶囊）	补脾胃，益肺气。	用于脾胃虚弱，食少便溏，气短咳嗽，肢倦乏力。也可用于年龄相关性黄斑变性脾虚湿盛证，症见视物变形，视物发暗，黄斑区色素紊乱，玻璃膜疣形成，中心凹反光消失，或黄斑出血、渗出及水肿等。	散剂：口服。规格（1）、（2）、（3）一次6～9g，一日2～3次。丸剂：口服。一次6g，一日3次。颗粒剂：口服。一次6g，一日3次。胶囊：口服。一次3粒，一日3次。	散剂、丸剂、颗粒剂：医保，基药 胶囊：医保
肝肾亏虚证	六味地黄丸（颗粒、胶囊）	滋阴补肾。	用于肾阴亏损，头晕耳鸣，腰膝酸软，骨蒸潮热，盗汗遗精，消渴。也可用于年龄相关性黄斑变性肝肾亏虚证，症见视物模糊，眼目干涩，眼底黄斑区域性色素上皮萎缩等。	丸剂：口服。规格（1）大蜜丸，一次1丸，一日2次。规格（2）浓缩丸，一次8丸，一日3次。规格（3）水蜜丸，一次6g，一日2次。规格（4）、（5）、（6）小蜜丸，一次9g，一日2次。颗粒剂：开水冲服。一次5g，一日2次。胶囊：口服。规格（1）一次1粒，规格（2）一次2粒，一日2次。	丸剂、颗粒剂、胶囊：基药，医保

证型	药物名称	功能	主治病证	用法用量	备注
肝肾亏虚证	明目地黄丸	滋肾，养肝，明目。	用于肝肾阴虚，目涩畏光，视物模糊，迎风流泪。也可用于年龄相关性黄斑变性肝肾亏虚证，症见眼前固定暗影，眼目干涩，眼底渗出前期或斑痕期病变等。	口服。规格（1）大蜜丸，一次1丸，一日2次。规格（2）水蜜丸，一次6g，一日2次。规格（3）小蜜丸，一次9g，一日2次。规格（4）浓缩丸，一次8～10丸，一日3次。	基药，医保
	杞菊地黄丸（胶囊、片、口服液）	滋肾养肝。	用于肝肾阴亏，眩晕耳鸣，羞明畏光，迎风流泪，视物昏花。也可用于年龄相关性黄斑变性肝肾亏虚证，症见视物模糊，或眼前固定暗影，眼目干涩，眼底黄斑区域性色素上皮萎缩等。	丸剂：口服。规格（1）大蜜丸，一次1丸，一日2次。规格（2）浓缩丸，一次8丸，一日3次。规格（3）水蜜丸，一次6g，一日2次。规格（4）、（6）小蜜丸，一次9g，一日2次。规格（5）小蜜丸，一次6g，一日2次。胶囊：口服。一次5～6粒，一日3次。片剂：口服。一次3～4片，一日3次。口服液：口服。一次10ml，一日2次。	丸剂、胶囊、片剂：医保，基药口服液：医保
	知柏地黄丸	滋阴降火。	用于阴虚火旺，潮热盗汗，口干咽痛，耳鸣遗精，小便短赤。也可用于年龄相关性黄斑变性络伤出血证，症见突然视力下降，视物变形，黄斑出血、渗出和水肿等。	口服。规格（1）大蜜丸，一次1丸，一日2次。规格（2）、（6）浓缩丸，一次8丸，一日3次。规格（3）、（5）水蜜丸，一次6g，一日2次。规格（4）小蜜丸，一次9g，一日2次。	基药，医保

续表

证型	药物名称	功能	主治病证	用法用量	备注
肝肾亏虚证	石斛夜光丸	滋阴补肾，清肝明目。	用于肝肾两亏，阴虚火旺，内障目暗，视物昏花。也可用于年龄相关性黄斑变性肝肾亏虚证，症见视物模糊，眼前固定暗影，眼底黄斑区域性色素上皮萎缩等。	口服。大蜜丸一次1丸，水蜜丸一次6g，小蜜丸一次9g，一日2次。	医保
	芪明颗粒	益气生津，滋养肝肾，通络明目。	用于2型糖尿病视网膜病变单纯型，辨证属气阴亏虚、肝肾不足、目络瘀滞证，症见视物昏花、目睛干涩、神疲乏力、五心烦热、自汗盗汗、口渴喜饮、便秘、腰膝酸软、头晕、耳鸣等。	开水冲服。一次1袋，一日3次，疗程为3~6个月。	
	左归丸	滋肾补阴。	用于真阴不足，腰酸膝软，盗汗，神疲口燥。也可用于年龄相关性黄斑变性肝肾亏虚证，症见视物模糊，眼目干涩，眼底黄斑区域性色素上皮萎缩等。	口服。水蜜丸一次9g，一日2次。	医保
	右归丸	温补肾阳，填精止遗。	用于肾阳不足，命门火衰，腰膝酸冷，精神不振，怯寒畏冷，阳痿遗精，大便溏薄，尿频而清。也可用于年龄相关性黄斑变性肝肾亏虚证，症见眼前固定暗影，眼目干涩，眼底黄斑区域性色素上皮萎缩等。	口服。一次1丸，一日3次。	医保

证型	药物名称	功能	主治病证	用法用量	备注
肝肾亏虚证	金匮肾气丸（片）	温补肾阳，化气行水。	用于肾虚水肿，腰膝酸软，小便不利，畏寒肢冷。也可用于年龄相关性黄斑变性肝肾亏虚证，症见视物模糊，眼目干涩，眼底渗出前期或瘢痕期病变等。	丸剂：口服。规格（1）大蜜丸，一次1丸；规格（2）水蜜丸，一次4～5g，一日2次。片剂：口服。一次4片，一日2次。	丸剂、片剂：基药，医保
痰湿蕴结证	五苓散（胶囊、片）	温阳化气，利湿行水。	用于阳不化气、水湿内停所致的水肿，症见小便不利、水肿腹胀、呕逆泄泻、渴不思饮。也可用于年龄相关性黄斑变性痰湿蕴结证，症见视物昏蒙，视物变形；眼底视网膜有边界模糊的黄白色渗出、渗出性浅脱等。	散剂：口服。规格（1）、（2）一次6～9g，一日2次。胶囊：口服。一次3粒，一日2次。片剂：口服。一次4～5片，一日3次。	散剂、胶囊、片剂：基药，医保
	二陈丸	渗湿化痰，理气和胃。	用于痰湿停滞导致的咳嗽痰多，胸脘胀闷，恶心呕吐。也可用于年龄相关性黄斑变性痰湿蕴结证，症见视物昏蒙，视物变形；眼底黄斑区水肿、渗出反复迁延不愈。	口服。一次9～15g，一日2次。	医保
	六君子丸	补脾益气，燥湿化痰。	用于脾胃虚弱，食量不多，气虚痰多，腹胀便溏。也可用于年龄相关性黄斑变性痰湿蕴结证，症见视物变形；眼底视网膜有边界模糊的渗出性浅脱，或黄斑区水肿等。	口服。一次9g，一日2次。	医保

证型	药物名称	功能	主治病证	用法用量	备注
痰湿蕴结证	清气化痰丸	清肺化痰。	用于肺热咳嗽，痰多黄稠，胸脘满闷。也可用于年龄相关性黄斑变性痰湿蕴结证，症见视物变形，眼底视网膜有边界模糊的黄白色渗出，或黄斑区水肿、渗出反复迁延不愈等。	口服。一次6～9g，一日2次。	医保
络伤出血证	和血明目片	凉血止血，滋阴化瘀，养肝明目。	用于阴虚肝旺，热伤络脉所引起的眼底出血等。也可用于年龄相关性黄斑变性络伤出血证，症见突然一眼视物不见，黄斑出血、渗出和水肿。	口服。一次5片，一日3次。	医保
	知柏地黄丸	见154页	同前	同前	同前
	复方血栓通胶囊（片）	活血化瘀，益气养阴。	用于血瘀兼气阴两虚的稳定型劳力性心绞痛，症见胸闷、胸痛、心悸、心慌、气短、乏力、心烦、口干。也可用于血瘀兼气阴两虚证的视网膜静脉阻塞，症见视力下降或视觉异常、眼底瘀血征象等。	胶囊：口服。一次3粒，一日3次。片剂：口服。规格（1）一次2片，规格（2）一次3片，一日3次。	胶囊：基药，医保 片剂：基药
	丹栀逍遥丸（片、胶囊）	舒肝解郁，清热调经。	用于肝郁化火，胸胁胀痛，烦闷急躁，颊赤口干，食欲不振或有潮热，以及妇女月经先期，经行不畅，乳房与少腹胀痛。也可用于年龄相关性黄斑变性络伤出血证，症见突然一眼视物不见，视物变形，黄斑出血、渗出等。	丸剂：口服。一次6～9g，一日2次。片剂：口服。一次6～8片，一日2次。胶囊：口服。一次3～4粒，一日2次。	丸剂：基药，医保 片剂、胶囊：医保

证型	药物名称	功 能	主治病证	用法用量	备注
络伤出血证	四物颗粒	养血，调经。	用于产后康复以及营血虚弱，瘀血内阻所致月经不调、面部皮肤色素斑沉着等。也可用于年龄相关性黄斑变性络伤出血证，症见突然视力下降，视物变形，黄斑出血和水肿等。	温开水冲服。一次5g，一日3次。	医保
脾虚湿盛证	参苓白术散（丸、颗粒、胶囊）	见153页	同前	同前	同前

视神经萎缩

　　视神经萎缩是前视路（视网膜膝状体通路）系统损害后造成的轴突变性、神经纤维退变和坏死后的一个病理学概念及形态学后遗症。其病因复杂，有时隐匿或难以澄清，故本病又泛指非特异性的、各种不同视神经病变造成的共同病理过程或结果。如炎症、缺血、外伤、遗传、中毒、青光眼、肿物压迫、脱髓鞘疾病、营养障碍、先天因素等都可能导致不同程度视神经萎缩。原发病变在筛板后，萎缩过程是下行的，称原发性视神经萎缩，如球后视神经炎、外伤性或肿物压迫性引起的视神经萎缩等；原发病灶在视网膜脉络膜，萎缩过程是上行的，称继发性视神经萎缩，如视网膜中央动脉阻塞、视网膜色素变性、视网膜脉络膜炎和青光眼等眼病造成的视神经萎缩。

　　视神经萎缩主要临床表现为：视力明显下降且不能矫正，眼底可见视乳头色淡或苍白，视野检查以周边向心性缩小为主，视觉诱发电位（VEP）检查有助于诊断。确诊本病后，首先应明确病因，必要时做颅脑影像学检查除外颅内占位病变和中枢神经脱髓鞘病变。现代医学大多采用神经营养药，改善循环药和增强神经组织代谢药等。

　　中医称视神经萎缩为"青盲"，属内障范围，即眼外观正常，不红不痛不痒，瞳神内外无障翳气色，视力下降和视野向心性缩窄多呈渐进性加重，最后可完全失明。青盲者大多视力受损严重，视野明显缺损，是造成低视力的主要眼病之一。若经积极治疗后确认为治疗无效，可根据视力损害程度分别对待。少数患者根据病情需要应长期服用一段中成药或配合其他药物以巩固疗效。若已造成低视力或致盲者，可酌情分类在低视力门诊配戴远用助视器或近用助视器，也可通过改善周围环境的状况来增强视功能，如增强灯光照明，通过"阅读裂口器"看字句阅读而避免反光，加强色差对比度及放大阅读字体等。对已双眼盲者，当前国外多采用非视觉性助视器的辅助设备或装置来协助盲人行动生活，如眼镜式超声波装置，音响手杖及激光手杖，经专门训练后的向导狗等。

一、中医病因病机分析及常见证型

（一）原发病因

1. 正气衰弱　先天禀赋不足或肝肾素亏，精血虚少；年老体弱或久病体虚，气血不足等均可造成目窍失养失荣，神光不得发越或神光发越渐少，目渐失明。

2. 外感六淫　邪毒外袭或热病痘疹内侵，毒素侵袭损害脉道或直接危害目窍、目系；或热邪郁久灼伤目系脉络，造成脉络损伤闭塞，目系受害失用，神光泯灭而盲无所见。

3. 内伤七情　怒伤肝，思伤脾，恐伤肾。暴怒或烦闷，情志抑郁使肝气受损不畅，经络阻滞；思虑过久，饮食失调，脾胃不和，精微不化，目失温养；惊吓恐慌使肾精受损，母病及子，肝阴不足，无以濡养目窍；凡此七情所伤，终可使脉闭气阻，精血不能荣养目系而致青盲。

4. 头眼部外伤或肿瘤压迫 外伤、肿瘤无论直接损害目系或脑中视路，还是压迫脉络使气血不行，都可造成目系或视通路失养失用，清窍蒙蔽而不明三光。

（二）继发病因

暴盲、视瞻昏渺、视瞻有色、高风内障、绿风或青风内障、圆翳内障或视衣脱离术后，甚或全身疾病，一旦病久或失治误治，均可能造成气血失和亏损，阴精日衰，经阻脉闭，玄府阻塞而目窍失养失用，导致病情演变或发展为青盲。

（三）诱发因素

起居饮食失调、劳倦过度、房劳不节、烟酒不慎、情绪波动等因素均有可能诱发或加重青盲。

（四）辨证分型

视神经萎缩可以分为以下四个证型：肝气郁结证、气滞血瘀证、肝肾不足证、气血两虚证。

二、辨证选择中成药

1. 肝气郁结证

【临床表现】视物模糊，视盘色淡或苍白，或视盘生理凹陷扩大加深；兼见心烦郁闷，口苦胁痛，头晕目胀；舌质红，舌苔薄白，脉弦偏数。

【辨证要点】视盘淡或有病理凹陷，情志不舒，口苦胁痛；舌红脉弦。

【病机简析】郁怒伤肝，情志不舒，故心烦郁闷；气滞血瘀，脉道不畅，玄府闭阻，神光不得发越，故视物模糊，眼前正中暗影遮挡，眼底则见视神经萎缩之病变；肝气上逆，则头晕目胀；肝气失和则胁痛脉弦；气郁化火，则舌红，口苦，脉弦偏数。

【治法】疏肝解郁，开窍明目。

【辨证选药】可选逍遥丸（颗粒、胶囊）、丹栀逍遥丸（片、胆囊），也可选用舒肝解郁胶囊。

前两种中成药主要以柴胡、当归、白芍、炒白术、茯苓和薄荷等组成，有良好的疏肝解郁，养血柔肝，开郁明目作用。

2. 气滞血瘀证

【临床表现】多见于外伤后或久病后，视力昏蒙，眼底视盘色泽淡白或苍白；兼有头痛健忘，或头部受伤处刺痛拒按，失眠多梦；舌质暗红或有瘀斑，苔薄白，脉涩。

【辨证要点】头痛健忘；舌质暗红可有瘀斑，脉涩。

【病机简析】外伤或久病后局部血凝气阻，或突受创伤，情志逆乱，或久病性情郁闷，血行受阻，气滞血瘀，故头痛健忘，失眠多梦；血凝气阻，气血不能循经滋养目系，故视力渐降，视野缩窄；血瘀脉络日久，故舌质暗红可见瘀斑，脉涩。

【治法】行气活血，化瘀通络。

【辨证选药】可选血府逐瘀丸（口服液、胶囊、颗粒、片）、丹红化瘀口服液、活血通脉胶囊、愈风宁心片（颗粒）、银杏叶胶囊（片、滴丸、颗粒、口服液、酊剂）、复方丹参片（颗粒、胶囊、滴丸）、丹参注射液（片、胶囊、滴注液）。

该类中成药中桃仁、红花、丹参、赤芍等活血化瘀通络，川芎入血分，理血中之气，柴胡、枳壳疏肝理气。虽瘀血轻者可化瘀，瘀血重者应逐瘀，但行气理气之品不可或缺，方可达到化瘀气畅络通之目的。而上述不同中成药组方中或加入当归补血活血，或柴胡、桔梗宣发气机药同用，意在活血化瘀不伤血，疏理气机不伤气。必要时可加黄芪、党参补益脾肺之气。

3. 肝肾不足证

【临床表现】视力渐降，甚至失明，视盘淡白或明显苍白；双眼干涩，头晕耳鸣，腰酸遗精；舌质红，苔薄白，脉细。

【辨证要点】视力渐降可至失明；眼干涩，头晕耳鸣；舌红脉细。

【病机简析】先天禀赋不足，或久病劳伤，致肝肾两亏，精虚血少，目系失养，故视力渐降可至失明；精血不能滋荣目窍，充填脑髓，则双眼干涩，头晕耳鸣；肾阴不足，故腰酸遗精，舌质红，脉细。

【治法】补益肝肾。

【辨证选药】可选明目地黄丸、杞菊地黄丸（胶囊、片、口服液）、左归丸、复明片（胶囊）、石斛夜光丸。

该类中成药多用熟地黄或生地黄、山萸肉、淮山药、枸杞子等肝、肾、脾三阴并补，但重在补肾阴，以收补肾治本之功，即所谓"壮水之主以制阳光"。根据病情，有的方剂中又加石斛、麦冬、天冬或龟板胶、鹿角胶以加强滋补肺胃或肝肾之阴，或加菟丝子、肉苁蓉兼补肾阳。六味地黄汤类方中多加泽泻、茯苓、牡丹皮，使全方补中有泻，以补为重，又防补益之品滞腻之弊。

方中可加麝香、牛膝、丹参，加强通络开窍；盗汗明显者可加生龙牡、浮小麦；病久失眠心烦者加远志、莲子心、灯心草。

4. 气血两虚证

【临床表现】视力渐降，日久失明，视盘多苍白；头晕心悸，失眠健忘，面色少华，神疲乏力；舌质淡，苔薄白，脉沉细。

【辨证要点】视力低下或近失明，视盘多苍白，面白神疲；舌淡苔白，脉沉细。

【病机简析】久病过劳或失血过多，心营亏虚，目窍失养而萎闭，神光衰竭而渐失明；血虚不能上荣，故面乏华泽，舌质淡；气虚脏腑机能衰退，清气不升，故失眠健忘，神疲乏力。

【治法】益气养血。

【辨证选药】可选八珍丸（颗粒、胶囊、片）、十全大补丸、归脾丸（合剂、颗粒）人参归脾丸、人参养荣丸。

此类中成药多由当归、白芍、熟地黄、川芎、党参、白术、茯苓、炙甘草等补血补气中药组成，病重需久服中药者应在方中酌加枳壳、木香、柴胡、香附等调理脾胃，疏肝理气之品。血虚偏重的加制首乌、龙眼肉养血安神。气虚明显的可重用黄芪，方中党参换用人参，或参芪并用。口干舌燥者可加玄参、天花粉养阴生津。大便秘结者加柏子仁、决明子润肠通便。

三、用药注意

中成药使用方便，适于携带，药性多平和，毒副作用小，如能正确合理应用，同样有助于巩固、提高疗效。临床上中成药种类繁多，虽然明确注明治疗眼病的中成药仅几十种，但根据中医治病重视整体观念及异病同治、同病异治的特点，通过辨证论治，许多治疗其他疾病的中成药同样可用于眼病防治。眼科用中成药，除应了解所选用中成药的功能主治、用法用量、注意事项外，对其主要成分、处方来源也应知道。尤其是一些常用的重要中成药更要追本溯源，知其源流衍化过程。

如地黄丸类药，六味地黄丸脱胎于《金匮要略》的金匮肾气丸，宋代《小儿药证直诀》首创其名，以治小儿肝肾阴虚不足之证。随后衍化的杞菊地黄丸、明目地黄丸及知柏地黄丸等均属当今治疗眼病的良药，虽组方略有小异，但万变不离其宗，方中三补三泻，六味要药不动，只要辨证以肝肾阴虚为主均可选用。又如明目地黄丸一药，因各地不同药厂研制，成分有别，有选自宋代《太平惠民和剂局方》的明睛地黄丸加味，以六味地黄加石斛、丹皮、菊花等；有选自明代《万病回春》中明目地黄丸加味的，以杞菊地黄八味加当归、白芍、白蒺藜、煅石决明。临床治疗原则大同小异，应强调中成药在眼科运用并非像西药治病针对病源、病因用药，而是以中医基本理论为指导，不离专科辨证特色，谨守病机，分型选药。

附一

常用治疗视神经萎缩的中成药药品介绍

（一）肝气郁结证常用中成药品种

逍遥丸（颗粒、胶囊）

【处方】柴胡、当归、白芍、炒白术、茯苓、炙甘草、薄荷、生姜。

【功能与主治】疏肝健脾，养血调经。用于肝郁脾虚所致的郁闷不舒、胸胁胀痛、头晕目眩、食欲减退、月经不调。也可用于用于视神经萎缩肝气郁结证，症见视物模糊，视盘色淡或苍白，或视盘生理凹陷扩大加深等。

【用法与用量】

丸剂：口服。规格（1）大蜜丸，一次1丸，一日2次。规格（2）、（3）水丸，一次6～9g，一日1～2次。规格（4）浓缩丸，一次8丸，一日3次。

颗粒剂：开水冲服。规格（1）、（2）、（3）、（4）一次1袋，一日2次。

胶囊：口服。一次4粒，一日2次；或遵医嘱，儿童酌减。

【禁忌】肝肾阴虚所致胁肋胀痛、咽干口燥、舌红少津者慎用。

【注意事项】宜清淡饮食，忌辛辣、生冷食物。

【规格】

丸剂：（1）每丸重9g，（2）每袋装6g，（3）每袋装9g，（4）每8丸相当于原生药3g。

颗粒剂：每袋装（1）4g，（2）5g，（3）6g，（4）15g。

胶囊：每粒装0.34g。

【贮藏】密封。

【药理毒理】该药具有抗焦虑和抑郁的作用。

有研究表明，本品用于焦虑和抑郁的小鼠动物模型，具有明显的抗抑郁作用。而且对热刺激所致的小鼠疼痛反应有显著的拮抗作用[1]。本品白芍中的芍药苷、煨姜中的姜黄素及柴胡提取物均具有明显的抗抑郁功效。逍遥合剂对D-氨基半乳糖（D-GaN）所致的昆明小鼠肝损伤有明显的保护作用，能显著降低肝谷丙转氨酶（ALT）和谷草转氨酶（AST）的值[2]。

【参考文献】

[1] 王晓强，高权国.逍遥散的药理研究进展 [J].中医药信息，2007，1：40-42.

[2] 王凯，陈万群，陈古荣.逍遥合剂与功能主治有关的主要药效学研究 [J].重庆中草药研究，2003，1：43-48.

丹栀逍遥丸（片、胶囊）

【处方】 牡丹皮、栀子（炒焦）、柴胡（酒制）、白芍（酒炒）、当归、茯苓、白术（土炒）、薄荷、甘草（蜜炙）。

【功能与主治】 疏肝解郁，清热凉血。用于肝郁化火，胸胁胀痛，烦闷急躁，颊赤口干，食欲不振或有潮热，以及妇女月经先期，经行不畅，乳房与少腹胀痛。也可用于视神经萎缩肝气郁结化火证，症见视物模糊，视盘色淡或苍白，或视盘生理凹陷扩大加深等。

【用法与用量】

丸剂：口服。一次 6 ~ 9g，一日 2 次。

片剂：口服。一次 6 ~ 8 片，一日 2 次。

胶囊：口服。一次 3 ~ 4 粒，一日 2 次。

【禁忌】

1．脾胃虚寒、脘腹冷痛、大便稀溏者慎用。

2．孕妇、月经期妇女慎用。

【注意事项】

1．宜清淡饮食，忌辛辣、生冷及油腻食物。

2．应保持心情舒畅。

【规格】

丸剂：水丸，每袋重 6g。

片剂：薄膜衣片，每片重 0.35g。

胶囊：每粒装 0.45g。

【贮藏】密封。

【药理毒理】丹栀逍遥散通过稳定影响基因表达、保持蛋白质性质、恢复信号转导，进而减轻细胞结构损伤、功能障碍、代谢紊乱的程度，从而减轻神经元损伤、增强神经元适应作用。

【临床报道】杨氏[1] 对服用丹栀逍遥散合耳穴贴压法的治疗组（51 例，58 眼）视神经萎缩患者与单纯服用西药之对照组（43 例，49 眼）视神经萎缩患者的视力、视野进行观察，从视力变化分析，治疗组有效率 79.3％，对照组 44.89％。从视野变化分析，治疗组有效率 61.9％，对照组 22.6％，治疗组疗效均优于对照组（P 均＜ 0.05）。丹栀逍遥散配合耳穴贴压法治疗视神经萎缩，对增进视力，改善视功能有较好的作用。

【参考文献】

[1] 杨海燕. 丹栀逍遥散合耳穴贴压治疗视神经萎缩 51 例临床研究 [J]. 中医杂志，2003，1：28-29.

舒肝解郁胶囊

【处方】贯叶金丝桃、刺五加。

【功能与主治】疏肝解郁，健脾安神。用于视神经萎缩肝气郁结证，症见视物模糊，视盘色淡或苍白，或视盘生理凹陷扩大加深等。

【用法与用量】口服。一次 2 粒，一日 2 次，早晚各一次，疗程为 6 周。

【禁忌】肝功能不全者慎用。

【**注意事项**】宜清淡饮食，忌辛辣、生冷食物。

【**规格**】每粒装 0.36g。

【**贮藏**】密封。

【**药理毒理**】非临床药效学试验结果显示：本品能缩短大鼠强迫性游泳不动时间和小鼠悬尾不动时间；能增强小鼠 5- 羟色氨酸（5-HTP）甩头行为；能增强阿朴吗啡的降温作用；能减少利血平致小鼠眼睑下垂的动物数，降低小鼠脑组织五羟色胺（5-HT）及其代谢物 5- 羟吲哚乙酸（5-HIAA）的含量[1-2]。

【**参考文献**】

[1] 杜雅薇. 疏肝解郁法对肝郁证模型大鼠的生物学基础研究[D]. 北京中医药大学，2010.

[2] 赵雪松，李峰，刘晓兰，等. 疏肝解郁方对大鼠吗啡条件性位置偏爱期间前额叶皮质和伏核中 GluR1、GluR2 蛋白表达变化的影响 [J]. 北京中医药大学学报，2011，2：107-110.

（二）气滞血瘀证常用中成药品种

血府逐瘀丸（口服液、胶囊、颗粒、片）

【**处方**】柴胡、当归、地黄、赤芍、红花、炒桃仁、麸炒枳壳、甘草、川芎、牛膝、桔梗。

【**功能与主治**】活血化瘀，行气止痛。用于气滞血瘀所致的胸痹、头痛日久、痛如针刺而有定处、内热烦闷、心悸失眠、急躁易怒。也可用于视神经萎缩气滞血瘀证，多见于外伤后或久病后，症见视力昏蒙，眼底视盘色泽淡白或苍白等。

【用法与用量】

丸剂：空腹，用红糖水送服。规格（1）大蜜丸，一次1～2丸；规格（2）水蜜丸，一次6～12g；规格（3）水丸，一次1～2袋；规格（4）小蜜丸，一次9～18g，一日2次。

口服液：口服。一次10ml，一日3次；或遵医嘱。

胶囊：口服。一次6粒，一日2次，1个月为一疗程。

颗粒剂：开水冲服。一次1袋，一日3次。

片剂：口服。一次6片，一日2次。

【禁忌】 气虚血瘀者慎用，孕妇禁用。

【注意事项】 宜清淡饮食，忌生冷、油腻食物。

【规格】

丸剂：（1）每丸重9g，（2）每60粒重6g，（3）每67丸约重1g，（4）每100丸重20g。

口服液：每支装10ml。

胶囊：每粒装0.4g。

颗粒剂：每袋装6g。

片剂：每片重0.4g。

【贮藏】 密封。

【药理毒理】 本品能抑制二磷酸腺苷（ADP）诱导的家兔血小板聚集，促进血小板解聚，并能复活肝脏的清除能力。服用血府逐瘀汤，可使全血比黏度、血浆比黏度、红细胞压积、血沉、纤维蛋白原含量以及体外血栓形成等各项血液流变学指标均明显改善。

【临床报道】 张氏[1]报道运用血府逐瘀汤治疗视神经萎缩2例，患者均获得确切疗效。通过治疗前后对比，患者的视力视野均得到了不同程度的改善。

【参考文献】

[1] 张凤梅.血府逐瘀汤治疗视神经萎缩 2 例 [J].河南中医，1998，3：35，40.

丹红化瘀口服液

【处方】 丹参、当归、川芎、桃仁、红花、柴胡、枳壳。

【功能与主治】 活血化瘀，行气通络。用于视神经萎缩气滞血瘀证，多见于外伤后或久病后，症见视力昏蒙，眼底视盘色泽淡白或苍白等。

【用法与用量】 口服。一次 1～2 支，一日 3 次，服前摇匀。

【禁忌】 气虚体弱或阴虚体质者不宜单用。孕妇慎用。

【注意事项】 忌烟酒及肥甘、油腻食物。

【规格】 每支装 10ml。

【贮藏】 密封。

【药理毒理】 家兔脉络膜视网膜玻璃体出血模型试验药理研究结果表明，本品可促进眼内出血的吸收，有利于异常视网膜电图的恢复，还可增加巨噬细胞而增进其吞噬能力，并能抑制胶原纤维和胶原组织的增生。

活血通脉胶囊

【处方】 水蛭。

【功能与主治】 破血逐瘀，活血散瘀，通经，通脉止痛。用于视神经萎缩气滞血瘀证，多见于外伤后或久病后，症见视力昏蒙，眼底视盘色泽淡白或苍白等。

【用法与用量】口服。一次 2 ~ 4 粒，一日 3 次；或遵医嘱，儿童酌减。

【禁忌】孕妇、有出血倾向者及对本品过敏者禁用。

【注意事项】宜清淡饮食，忌生冷、油腻食物。

【规格】每粒重 0.25g。

【贮藏】密封。

【药理毒理】本品有改善脑缺氧及循环障碍，加速纤维蛋白溶解，降血压，抑制血小板聚集等作用。

愈风宁心片（颗粒）

【处方】葛根。

【功能与主治】解痉止痛，行气活血。用于高血压头晕，头痛，颈项疼痛，冠心病，心绞痛，神经性头痛，早期突发性耳聋。也可用于视神经萎缩气滞血瘀证，多见于外伤后或久病后，症见视力昏蒙，眼底视盘色泽淡白或苍白等。

【用法与用量】

片剂：口服。一次 5 片，一日 3 次。

颗粒剂：开水冲服。一次 1 袋，一日 3 次。

【禁忌】经期妇女及有出血倾向者禁用。孕妇慎用。

【注意事项】忌烟酒、浓茶及生冷、辛辣、油腻食物。

【规格】

片剂：薄膜衣片，每片重（1）0.28g，（2）0.35g。

颗粒剂：每袋装（1）5g，（2）4g。

【贮藏】密封。

【药理毒理】动物试验证明：愈风宁心片具有抑制细胞内酶的

释放，抑制缩血管活性物质血栓素的释放，改善血管张力，扩张血管，增加血流量等作用。此外，还具有抑制血小板聚集、降低全血黏度及一定的镇痛作用[1-2]。

【参考文献】

[1] 吴燕红，苏子仁，赖小平，等.愈风宁心片中葛根素在小鼠体内的药动学和生物利用度研究 [J].中药新药与临床药理，2004，4：259-261.

[2] 吴燕红，苏子仁，赖小平，等.愈风宁心片中葛根素在 Beagle 犬体内药动学研究 [J].中成药，2006，2：215-218.

银杏叶胶囊（片、滴丸、颗粒、口服液、酊剂）

【处方】银杏叶提取物。

【功能与主治】活血化瘀通络。用于瘀血阻络引起的胸痹心痛、中风、半身不遂、舌强语謇；冠心病稳定型心绞痛、脑梗死见上述证候者。也可用于视神经萎缩气滞血瘀证，多见于外伤后或久病后，症见视力昏蒙，眼底视盘色泽淡白或苍白等。

【用法与用量】

胶囊：口服。规格（1）一次2粒，规格（2）一次1粒，一日3次；或遵医嘱。

片剂：口服。规格（1）一次2片，规格（2）一次1片，一日3次；或遵医嘱。

滴丸：口服。规格（1）、（2）一次5丸，一日3次；或遵医嘱。

颗粒剂：开水冲服。一次2袋，一日3次。

口服液：口服。一次10ml，一日3次，4周一疗程。

酊剂：口服。一次 2ml，一日 3 次，可滴入少许温开水中服用；或遵医嘱，儿童酌减。

【禁忌】 经期妇女、有出血倾向者禁用，孕妇慎用。

【注意事项】 忌烟酒、浓茶及生冷、辛辣、油腻食物。

【规格】

胶囊：（1）每粒含总黄酮醇苷 9.6mg、萜类内酯 2.4mg，（2）每粒含总黄酮醇苷 19.2mg、萜类内酯 4.8mg。

片剂：（1）每片含总黄酮醇苷 9.6mg、萜类内酯 2.4mg，（2）每片含总黄酮醇苷 19.2mg、萜类内酯 4.8mg。

滴丸：（1）每丸重 60mg；（2）薄膜衣丸，每丸重 63mg。

颗粒剂：每袋装 2g。

口服液：每支装 10ml。

酊剂：每瓶装 30ml。

【贮藏】 密封。

【药理毒理】 银杏叶提取物有清除自由基，抑制血小板聚集和血栓形成，抗心肌缺血，抗缺氧，扩张血管，改善微循环，改善记忆障碍，缓解平滑肌痉挛，抗菌等作用[1]。本品小鼠灌胃的 LD50 为 10.9g/kg。用 3.5、7 和 14g/kg 三个剂量给大鼠灌服 14 日，血象和肝肾功能未见异常[2-3]。

【参考文献】

[1] 邵继平，王伯初，陈欣，等．银杏叶提取物药用价值的研究进展 [J]．重庆大学学报（自然科学版），2003，1：130-134.

[2] 覃红斌．银杏叶提取物对大鼠免疫功能的影响 [J]．实用中医药杂志，2004，6：283-284.

[3] 田季雨，刘澎涛，李斌．银杏叶提取物化学成分及药理活

性研究进展 [J]. 国外医学（中医中药分册），2004，3：142-145.

复方丹参片（颗粒、胶囊、滴丸）

【处方】 丹参、三七 、冰片。

【功能与主治】 活血化瘀，理气止痛。用于气滞血瘀所致的胸痹，症见胸闷、心前区刺痛；冠心病心绞痛见上述证候者。也可用于视神经萎缩气滞血瘀证，多见于外伤后或久病后，症见视力昏蒙，眼底视盘色泽淡白或苍白等。

【用法与用量】

片剂：口服。规格（1）、（3）一次3片，规格（2）一次1片，一日3次。

胶囊：口服。一次3粒，一日3次。

颗粒剂：口服。一次1袋，一日3次。

滴丸：吞服或舌下含服。规格（1）、（2）一次10丸，一日3次，28天为一疗程；或遵医嘱。

【禁忌】 寒凝血瘀、脾胃虚寒者慎用，孕妇禁用。

【注意事项】

1．忌烟酒、浓茶及生冷、辛辣、油腻食物。

2．服药后胃脘不适者宜饭后服。

【规格】

片剂：（1）薄膜衣小片，每片重0.32g（相当于饮片0.6g）；（2）薄膜衣大片，每片重0.8g（相当于饮片1.8g）；（3）糖衣片（相当于饮片0.6g）。

颗粒剂：每袋装1g。

胶囊：每粒装0.3g。

滴丸：（1）每丸重25mg；（2）薄膜衣滴丸，每丸重27mg。

【贮藏】 密封。

【药理毒理】 药效学试验表明，本品可使垂体后叶素所致的犬缺血性心电图改善[1]，抑制去甲肾上腺素对高血压兔冠状动脉环的收缩，扩张兔冠状动脉[2]。本品可使右旋糖苷所致的高黏滞血症模型犬的血脂降低，红细胞膜胆固醇含量降低，全血黏度降低，使红细胞变形指数、红细胞电泳率及红细胞膜流动性增高[3]。本品可使高脂血症模型大鼠增高的全血黏度，全血还原黏度、血小板黏附率和血栓指数降低。可使高脂血症模型家兔的甘油三酯、胆固醇、低密度脂蛋白降低，高密度脂蛋白增高，使颈动脉粥样斑块形成及内膜增生抑制，细胞黏附分子−1表达抑制[4]。

【参考文献】

[1] 李文宏，罗晓健，余日跃，等．应用遥测系统观察复方丹参片对犬急性心肌缺血的保护作用 [J]. 时珍国医国药，2010，21（4）：777-779.

[2] 李英，安庆宝，刘兴林，等．复方丹参滴丸对高血压兔冠状动脉舒缩功能的影响 [J].现代中西医结合杂志，2014，23（3）：245-255，337.

[3] 陈良，张梅，李长江，等．复方丹参滴丸对动脉粥样硬化黏附因子的作用 [J].中国动脉硬化杂志，2007，2：101-104.

[4] 田季雨，陈建宗，顾宜，等．复方丹参滴丸对家兔血脂水平和颈动脉粥样硬化斑块的影响 [J].中国临床康复，2004，9：1708-1709，1803.

丹参注射液（片、胶囊、滴注液）

【处方】 丹参。

【功能与主治】活血化瘀，通脉养心。用于冠心病胸闷，心绞痛。也可用于用于视神经萎缩气滞血瘀证，多见于外伤后或久病后，症见视力昏蒙，眼底视盘色泽淡白或苍白等。

【用法与用量】

注射液：肌内注射，一次 2 ~ 4ml，一日 1 ~ 2 次；静脉注射，一次 4ml（用 50% 葡萄糖注射液 20ml 稀释后使用），一日 1 ~ 2 次；静脉滴注，一次 10 ~ 20ml（用 5% 葡萄糖注射液 100 ~ 500ml 稀释后使用），一日 1 次；或遵医嘱。

片剂：口服。一次 3 ~ 4 片，一日 3 次。

胶囊：口服。一次 3 ~ 4 粒，一日 3 次。

滴注液：静脉滴注。一次 250ml，一日 1 次；或遵医嘱，儿童酌减。

【禁忌】

1．气虚血瘀者慎用。孕妇慎用口服制剂，禁用注射制剂。

2．经期妇女及有出血倾向者禁用，过敏体质禁用。

【注意事项】

1．宜清淡饮食。

2．滴注液不宜静脉注射。

3．注射制剂不得与罂粟碱、山梗菜碱、土地宁、喹诺酮类抗生素、细胞色素 C、硫酸庆大霉素、注射用头孢拉定、普萘洛尔、维生素 C 等注射剂混合使用，不宜与川芎嗪、维生素 K、凝血酶类药物、阿托品注射液配伍使用。

4．注射制剂溶解不完全、与其他化学药物配伍后出现浑浊或产生沉淀者禁用。

5．出现浑浊、沉淀、变色、漏气或瓶身细微破裂者均不能使用。

【规格】

注射液：每支装（1）2ml，（2）10ml。

片剂：每片重0.27g。

胶囊：每粒装0.28g。

滴注液：每瓶装250ml。

【贮藏】 密封。

（三）肝肾不足证常用中成药品种

明目地黄丸

【处方】 熟地黄、酒萸肉、牡丹皮、山药、茯苓、泽泻、枸杞子、菊花、当归、白芍、蒺藜、煅石决明。

【功能与主治】 滋肾，养肝，明目。用于肝肾阴虚，目涩畏光，视物模糊，迎风流泪。也可用于用于视神经萎缩肝肾不足证，症见视力渐降，甚至失明，视盘淡白或明显苍白，双眼干涩等。

【用法与用量】 口服。规格（1）大蜜丸，一次1丸，一日2次。规格（2）水蜜丸，一次6g，一日2次。规格（3）小蜜丸，一次9g，一日2次。规格（4）浓缩丸，一次8～10丸，一日3次。

【禁忌】 肝经风热、肝火上扰者慎用。脾胃虚弱，运化失调者慎用。肝胆湿热内蕴者慎用。

【注意事项】

1. 忌肥甘油腻等不易消化食物。

2. 感冒发热患者不宜服用。

3. 有高血压、心脏病、肝病、糖尿病、肾病等慢性病严重者应在医师指导下服用。

4. 儿童、孕妇、哺乳期妇女应在医师指导下服用。

5. 服药2周症状无缓解，应去医院就诊。

【规格】（1）每丸重9g，（2）每袋装6g，（3）每袋装9g，（4）每8丸相当于原生药3g。

【贮藏】密闭，防潮。

【药理毒理】超氧化物歧化酶（SOD）及丙二醛（MDA）反映眼内抗自由基氧化能力及脂质过氧化的过程。动物实验表明，明目地黄丸通过提高SOD活性和MDA含量，提高鼠眼的抗氧化能力，并降低脂质过氧化过程[1]。

【参考文献】

[1] 许丽娟，倪学霞. 明目地黄丸对白内障大鼠晶状体内SOD、MDA影响的实验研究 [J]. 天津中医药，2013，2：102-104.

杞菊地黄丸（胶囊、片、口服液）

【处方】枸杞子、菊花、熟地黄、酒萸肉、牡丹皮、山药、茯苓、泽泻。

【功能与主治】滋肾养肝。用于肝肾阴亏，眩晕耳鸣，羞明畏光，迎风流泪，视物昏花。也可用于视神经萎缩肝肾不足证，症见视力渐降，甚至失明，视盘淡白或明显苍白等。

【用法与用量】

丸剂：口服。规格（1）大蜜丸，一次1丸，一日2次。规格（2）浓缩丸，一次8丸，一日3次。规格（3）水蜜丸，一次6g，一日2次。规格（4）、（6）小蜜丸，一次9g，一日2次。规格（5）小蜜丸，一次 6g，一日 2 次。

胶囊：口服。一次 5～6 粒，一日 3 次。

片剂：口服。一次 3～4 片，一日 3 次。

口服液：口服。一次 10ml，一日 2 次。

【禁忌】实火亢盛所致头晕、耳鸣慎用，脾虚便溏者慎用。

【注意事项】忌烟、酒及辛辣、酸冷食物。

【规格】

丸剂：（1）每丸重 9g，（2）每 8 丸相当于原药材 3g，（3）每袋装 6g，（4）每袋装 9g，（5）每瓶装 60g，（6）每瓶装 120g。

胶囊：每粒装 0.3g。

片剂：片芯重 0.3g。

口服液：每支装 10ml。

【贮藏】密封，置阴凉处。

【药理毒理】本药主要有增强免疫功能作用。

·**增强免疫功能**　本品对 T、B 淋巴细胞功能有增强作用。采用 EA 花环（Fc 受体）及 Yc 花环（C3b 受体）试验证明，杞菊地黄丸对青年小鼠腹腔巨噬细胞 C3b 受体功能亦有显著增强作用[1]。

【参考文献】

[1] 薛辉.杞菊地黄软胶囊对环磷酰胺免疫抑制小鼠的免疫调节作用 [D].吉林大学，2006.

左归丸

【处方】熟地黄、龟板胶、鹿角胶、枸杞子、菟丝子、山茱萸、山药、牛膝。

【功能与主治】滋肾补阴。用于真阴不足，腰酸膝软，盗汗，神疲口燥。也可用于视神经萎缩肝肾不足证，症见视力渐降，甚至失明，视盘淡白或明显苍白等。

【用法与用量】口服。一次 9g，一日 2 次。

【禁忌】肾阳亏虚、命门火衰、阳虚腰痛者慎用。孕妇慎用。

【注意事项】忌辛辣、油腻食物。

【规格】水蜜丸，每 10 丸重 1g。

【贮藏】密封。

【药理毒理】左归丸可能通过抑制大鼠脑组织中乙酰胆碱酯酶（AchE）活性来上调热休克蛋白 70（HSP70）的表达，改善神经元细胞凋亡[1]。还能诱导骨髓源成体干细胞向神经元样细胞及神经胶质样细胞方向分化[2]。

【参考文献】

[1] 戴薇薇，全国琴，张学礼，等. 左归丸、右归丸对衰老大鼠海马学习记忆相关基因 BDNF mRNA 表达的影响 [J]. 中药药理与临床，2007，4：14-16.

[2] 赵刚，蔡定芳，陈伟华，等. 左归丸对老龄大鼠海马糖皮质激素受体位点及其基因表达的影响 [J]. 复旦学报（医学版），2002，5：357-360.

复明片（胶囊）

【处方】槟榔、车前子、地黄、茯苓、枸杞子、谷精草、木通、黄连、蒺藜、菊花、决明子、羚羊角、牡丹皮、木贼、女贞子、人参、山药、山茱萸、石斛、石决明、熟地黄、菟丝子、夏枯草、泽泻。

【功能与主治】滋肝养肾。用于视神经萎缩肝肾不足证，症见视力渐降，甚至失明，视盘淡白或明显苍白等。

【用法与用量】

片剂：口服。一次 5 片，一日 3 次。

胶囊：口服。一次 5 粒，一日 3 次。

【禁忌】

1．肝经风热、肝火上攻实证者慎用。

2．脾胃虚弱，运化失调者慎用。

3．孕妇慎用。

【注意事项】忌辛辣刺激食物。

【规格】

片剂：每片重 0.3g。

胶囊：每粒装 0.3g。

【贮藏】密封，防潮。

【药理毒理】本品有清除眼内毒素、改善眼内循环、恢复眼睛功能的作用 [1-4]。

· **清除眼内毒素**　本品所含的谷精草、菟丝子、车前子、泽泻具有排毒明目的作用，可有效将眼内堆积的代谢废物迅速排出体外，清除屈光组织的通透性，对各种翳障影响视力的疾病都具有明显的治疗作用。

· **改善眼内循环**　本品所含有的蒺藜、女贞子、石斛、木贼具有明显的通经活络作用，对眼组织（尤其是眼底）代谢具有较强的调节作用，通过供血、供氧及改善微循环使眼功能明显提高，促进感光系统功能增强。

· **恢复眼睛功能**　本品所含的羚羊角、菊花、石决明、枸杞子、夏枯草等具有开光明目等作用，可以使眼部组织的功能得以迅速恢复，并在眼部病变组织修复的基础上提高眼组织功能，从而提高视力，增强视功能，全面康复眼病。

【参考文献】

[1] 朱志容，彭清华，陈吉.复明片对实验性视网膜脱离复位Müller 细胞神经胶质纤维酸性蛋白表达的影响 [J].中国中医眼科杂志，2006，3：165-167.

[2] 刘娉，彭俊，彭清华，等.复明片对兔视网膜脱离后视网膜组织中基质金属蛋白酶 -2 表达的影响 [J].中华中医药学刊，2011，3：493-497.

[3] 刘娉，彭清华.复明片对兔实验性视网膜脱离视网膜色素上皮细胞 PCNA 表达的影响 [A].中华中医药学会眼科分会.中华中医药学会第五次眼科学术交流会论文汇编 [C].中华中医药学会眼科分会，2006：4.

[4] 朱志容，彭清华.视网膜脱离动物模型的建立与复明片促进网脱后视功能恢复及其相关机理的研究 [A].中华中医药学会眼科分会.中华中医药学会第五次眼科学术交流会论文汇编 [C].中华中医药学会眼科分会，2006：2.

石斛夜光丸

【处方】 石斛、天冬、麦冬、地黄、熟地黄、枸杞子、肉苁蓉、菟丝子、五味子、牛膝、人参、山药、茯苓、甘草、水牛角浓缩粉、羚羊角、黄连、决明子、青葙子、菊花、蒺藜（盐炒）、川芎、防风、苦杏仁、枳壳（炒）。

【功能与主治】 滋阴补肾，清肝明目。用于肝肾两亏，阴虚火旺，内障目暗，视物昏花。也可用于视神经萎缩肝肾不足证，症见视力渐降，视物昏花，直至不辨人物，视盘淡白或明显苍白等。

【用法与用量】口服。大蜜丸一次 1 丸，水蜜丸一次 6g，小蜜丸一次 9g，一日 2 次。

【禁忌】

1. 肝经风热、肝火上攻实证者慎用。

2. 脾胃虚弱，运化失调者慎用。

3. 孕妇慎用。

【注意事项】宜清淡饮食，忌酸冷食物。

【规格】大蜜丸，每丸重 9g；水蜜丸，每袋装 6g；小蜜丸，每瓶装 24g。

【贮藏】密封。

【药理毒理】

·改善微循环 给家兔注射高分子右旋糖酐后各组兔都出现不同程度的弥散性血管内凝血，表现为血流速度减慢、毛细血管交叉点减少，动静脉口径缩小、血液呈暗红色以及血管周围出现充血、水肿。使用石斛夜光丸后，发现该药可部分抑制弥散性血管内凝血，与对照组比较，血流速度增加（$P < 0.05$）流态有不同程度改善[1]。

·调节免疫功能 石斛夜光丸对用免疫抑制药泼尼松处理的封闭群小鼠的脾脏指数，有明显的增重作用（$P < 0.01$）。对胸腺重量也有增加的作用（$P < 0.05$）。说明该药对用免疫抑制药处理的封闭群小鼠的免疫功能有一定的促进作用[2]。

·抗疲劳作用 用石斛夜光丸给康昆明种小鼠灌胃。给药高剂量组能明显延长小鼠持续性游泳时间（$P < 0.05$），提示该药对

正常小鼠有一定的耐疲劳作用[2]。

【参考文献】

[1] 孙兆泉，彭源贵，首弟武，等.石斛夜光颗粒剂对大鼠实验性白内障及家兔球结膜微循环的影响 [J].中国中医眼科杂志，1998，1：1-4.

[2] 黄黎，刘菊福，窦惠芳，等.石斛夜光颗粒剂与丸剂的药理作用比较 [J].中国实验方剂学杂志，1996，2：24-27.

（四）气血两虚证常用中成药品种

八珍丸（颗粒、胶囊、片）

【处方】党参、炒白术、茯苓、甘草、当归、白芍、川芎、熟地黄。

【功能与主治】补气益血。用于气血两虚，面色萎黄，食欲不振，四肢乏力，月经过多。也可用于用于视神经萎缩气血两虚证，症见视力渐降，日久失明，视盘多苍白等。

【用法与用量】

丸剂：口服。规格（1）大蜜丸，一次1丸，一日2次。规格（2）、（4）浓缩丸，一次8丸，一日3次。规格（3）水蜜丸，一次6g，一日2次。

颗粒剂：开水冲服。规格（1）、（2）一次1袋，一日2次。

胶囊：口服。一次3粒，一日2次。

片剂：口服。一次2片，一日2次。

【禁忌】

1．体实有热者慎用。

2．感冒者停用。

【注意事项】 宜清淡、易消化饮食，忌辛辣、油腻、生冷食物。

【规格】

丸剂：（1）每丸重 9g，（2）每 8 丸相当于原生药 3g，（3）每袋装 6g，（4）每瓶装 60g。

颗粒剂：每袋装（1）3.5g，（2）8g。

胶囊：每粒装 0.4g。

片剂：薄膜衣片，每片重（1）0.4g，（2）0.6g。

【贮藏】 密封。

【药理毒理】 现代化学研究表明，八珍汤中起主要作用的化学成分主要集中在总苷、多糖以及一些有益于人体的微量元素、氨基酸、磷脂、维生素、叶酸等活性成分中。这些活性成分的药理作用包括改善造血功能、改善血液流变学、提高机体免疫能力、抗氧化抗衰老、抗肿瘤等[1-4]。

【参考文献】

[1] 沈烈行，冯晓，高秀芝，等．八珍汤药理研究与临床应用近况及展望 [A]．中国中西医结合学会青年工作委员会．第五次全国中西医结合中青年学术研讨会论文汇编 [C]．中国中西医结合学会青年工作委员会，2004：1.

[2] 朱砂，谢人明，孙文基．八珍汤的药理研究进展 [A]．中国药理学会．第十一届全国中药药理学术大会论文摘要 [C]．中国药理学会，2010：1.

[3] 向绍杰，宋涛．八珍汤及其制剂药理作用实验研究概况 [J]．时珍国药研究，1998，2：36.

[4] 淳泽．八珍汤对小鼠造血功能影响的机制研究 [D]．四川大

学，2004.

十全大补丸

【处方】 熟地黄、党参、白术（炒）、茯苓、炙黄芪、当归、酒白芍、肉桂、川芎、炙甘草。

【功能与主治】 温补气血。用于气血两虚，面色苍白，气短心悸，头晕自汗，体倦乏力，四肢不温，月经量多。也可用于视神经萎缩气血两虚证，症见视力渐降，日久失明，视盘多苍白等。

【用法与用量】 口服。大蜜丸一次 1 丸，小蜜丸一次 9g，水蜜丸一次 6g，一日 2～3 次；水丸一次 6g，一日 2 次；浓缩丸一次 8～10 丸，一日 3 次。

【禁忌】 孕妇及体实有热者慎用。感冒者停用。

【注意事项】 宜清淡、易消化饮食，忌辛辣、油腻、生冷食物。

【规格】 大蜜丸，每丸重 9g；小蜜丸，每 100 丸重 20g；水蜜丸，每 10 丸重 1.8g；水丸，每 10 丸重 0.6g；浓缩丸，每 8 丸相当于原材料 3g。

【贮藏】 密封。

【药理毒理】 增强免疫，改善及促进造血机能，抗放射损伤、抗肿瘤、抗衰老、调节中枢神经活动，提高机体适应性，促进代谢，强壮等作用。

归脾丸（合剂、颗粒）

【处方】 党参、炒白术、炙黄芪、炙甘草、茯苓、制远志、炒酸枣仁、龙眼肉、当归、木香、大枣（去核）。

【功能与主治】 益气健脾，养血安神。用于心脾两虚，气短心悸，失眠多梦，头晕头昏，肢倦乏力，食欲不振，崩漏便血。也可用于视神经萎缩气血两虚证，症见视力渐降，日久失明，视盘多苍白等。

【用法与用量】

丸剂：用温开水或生姜汤送服。规格（1）大蜜丸，一次1丸；规格（2）浓缩丸，一次8～10丸；规格（3）水蜜丸，一次6g；规格（4）、（5）、（6）小蜜丸，一次9g，一日3次。

合剂：口服。规格（1）、（2）一次10～20ml，一日3次，用时摇匀。

颗粒剂：开水冲服。一次2袋，一日3次。

【禁忌】 阴虚火旺者慎用。

【注意事项】 宜清淡、易消化饮食，忌辛辣、油腻、生冷食物。

【规格】

丸剂：（1）每丸重9g，（2）每8丸相当于原药材3g，（3）每袋装6g，（4）每袋装9g，（5）每瓶装60g，（6）每瓶装120g。

合剂：（1）每支装10ml，（2）每瓶装100ml。

颗粒剂：每袋装3g。

【贮藏】 密封。

【药理毒理】 研究表明归脾丸可显著提高衰老模型小鼠的胸腺、脾、肝的脏器指数；肝组织及脑组织的抗氧化指标MDA不同程度下降，超氧化物歧化酶（SOD）及谷胱甘肽过氧化物酶（GSH-Px）活力不同程度提高，其机制可能与提高免疫功能，清除氧自由基及抗脂质过氧化有关。

【临床报道】 罗氏[1]观察视神经萎缩患者68例，其中治疗组

40 例采用中药归脾汤辨证治疗，对照组 28 例采用常规西药治疗。2 组均 4 周为 1 个疗程，4 个疗程后统计疗效。结果：治疗组总有效率 85.00%，对照组总有效率 57.14%，2 组比较有显著性差异（$P < 0.05$）。可见归脾汤辨证治疗视神经萎缩疗效确切，优于西药治疗。

【参考文献】

[1] 罗秀梅，李红珏，车月玖，等 . 归脾汤辨证治疗视神经萎缩临床研究 [J]. 河北中医，2004，7：541-542.

人参归脾丸

【处方】 人参、炙黄芪、当归、龙眼肉、麸炒白术、茯苓、远志（去心，甘草炙）、炒酸枣仁、木香、炙甘草。

【功能与主治】 益气补血，健脾养心。用于视神经萎缩气血两虚证，症见视力渐降，日久失明，视盘多苍白等。

【用法与用量】 口服。大蜜丸一次 1 丸，小蜜丸一次 9g，水蜜丸一次 6g，一日 2 次。

【禁忌】 热邪内伏、阴虚脉数以及痰热壅盛者慎用。

【注意事项】

1．宜食营养丰富、易消化吸收食物，应饮食有节；忌烟酒、浓茶及生冷食物。

2．保持精神舒畅，劳逸适宜；忌过度思虑，避免恼怒、抑郁、惊恐等不良情绪。

【规格】 大蜜丸，每丸重 9g；小蜜丸，每瓶装 90g（每 10 丸重 2g）；水蜜丸，每瓶装 30g（每 100 粒重 30g）。

【贮藏】 密封。

【药理毒理】

·**调节中枢神经系统功能**　人参可改善神经反射传导过程的灵活性，调节神经活动，使紊乱的神经过程得以恢复。酸枣仁、茯苓、远志有镇静催眠作用，与人参、黄芪为伍使用，可起到调节大脑皮层功能的作用，既可改善失眠烦躁症状，又可防止疲乏、嗜睡之弊。

人参养荣丸

【处方】人参、熟地黄、白术（土炒）、茯苓、炙黄芪、五味子（酒蒸）、当归、白芍（麸炒）、肉桂、制远志、陈皮、炙甘草。

【功能与主治】温补气血。用于心脾不足，气血两亏，形瘦神疲，食少便溏，病后虚弱。也可用于视神经萎缩气血两虚证，症见视力渐降，日久失明，视盘多苍白等。

【用法与用量】口服。大蜜丸一次 1 丸，水蜜丸一次 6g，一日 1～2 次。

【禁忌】孕妇及阴虚热盛者慎用。

【注意事项】宜清淡饮食。

【规格】大蜜丸，每丸重 9g；水蜜丸，每袋装 6g。

【贮藏】密封。

【药理毒理】药理研究结果表明：在益智作用的实验中，人参养荣丸能够明显改善东莨菪碱所造成的小鼠记忆障碍[1]。在镇静安神实验中，人参养荣丸能够明显减少小鼠的自主活动次数[2]。

【参考文献】

[1] 张晓丹，张伟，张跃民，等.人参养荣丸对小鼠益智安神作用的研究 [J].中成药，2006，2：269-270.

[2] 王海燕，孙丰润，高美华，等.人参养荣片对化疗小鼠造血功能的调节作用 [J].中国中医药科技，1998，5：292-293.

附二

治疗视神经萎缩的常用中成药简表

证型	药物名称	功能	主治病证	用法用量	备注
肝气郁结证	逍遥丸（颗粒、胶囊）	疏肝健脾，养血调经。	用于肝郁脾虚所致的郁闷不舒、胸胁胀痛、头晕目眩、食欲减退、月经不调。也可用于视神经萎缩肝气郁结证，症见视物模糊，视盘色淡或苍白，或视盘生理凹陷扩大加深等。	丸剂：口服。规格（1）大蜜丸，一次1丸，一日2次。规格（2）、（3）水丸，一次6～9g，一日1～2次。规格（4）浓缩丸，一次8丸，一日3次。颗粒剂：开水冲服。规格（1）（2）、（3）（4）一次1袋，一日2次。胶囊：口服。一次4粒，一日2次；或遵医嘱，儿童酌减。	丸剂、颗粒剂：基药，医保胶囊：医保
	丹栀逍遥丸（片、胶囊）	疏肝解郁，清热凉血。	用于肝郁化火，胸胁胀痛，烦闷急躁，颊赤口干，食欲不振或有潮热，以及妇女月经先期，经行不畅，乳房与少腹胀痛。也可用于视神经萎缩肝气郁结化火证，症见视物模糊，视盘色淡或苍白，或视盘生理凹陷扩大加深等。	丸剂：口服。一次6～9g，一日2次。片剂：口服。一次6～8片，一日2次。胶囊：口服。一次3～4粒，一日2次。	丸剂：基药，医保片剂、胶囊：医保

证型	药物名称	功能	主治病证	用法用量	备注
肝气郁结证	舒肝解郁胶囊	疏肝解郁，健脾安神。	用于视神经萎缩肝气郁结证，症见视物模糊，视盘色淡或苍白，或视盘生理凹陷扩大加深等。	口服。一次2粒，一日2次，早晚各一次。疗程为6周。	
气滞血瘀证	血府逐瘀丸（口服液、胶囊、颗粒、片）	活血化瘀，行气止痛。	用于气滞血瘀所致的胸痹、头痛日久、痛如针刺而有定处、内热烦闷、心悸失眠、急躁易怒。也可用于视神经萎缩气滞血瘀证，多见于外伤后或久病后，症见视力昏蒙，眼底视盘色泽淡白或苍白等。	丸剂：空腹，用红糖水送服。规格（1）大蜜丸，一次1～2丸；规格（2）水蜜丸，一次6～12g；规格（3）水丸，一次1～2袋；规格（4）小蜜丸，一次9～18g，一日2次。口服液：口服。一次10ml，一日3次；或遵医嘱。胶囊：口服。一次6粒，一日2次，1个月为一疗程。颗粒剂：开水冲服。一次1袋，一日3次。片剂：口服。一次6片，一日2次。	丸剂、胶囊、口服液：医保，基药片剂、颗粒剂：医保
	丹红化瘀口服液	活血化瘀，行气通络。	用于视神经萎缩气滞血瘀证，多见于外伤后或久病后，症见视力昏蒙，眼底视盘色泽淡白或苍白等。	口服。一次1～2支，一日3次，服前摇匀。	医保
	活血通脉胶囊	破血逐瘀，活血散瘀，通经，通脉止痛。	用于视神经萎缩气滞血瘀证，多见于外伤后或久病后，症见视力昏蒙，眼底视盘色泽淡白或苍白等。	口服。一次2～4粒，一日3次；或遵医嘱，儿童酌减。	医保

证型	药物名称	功能	主治病证	用法用量	备注
气滞血瘀证	愈风宁心片（颗粒）	解痉止痛，行气活血。	用于高血压头晕、头痛，颈项疼痛，冠心病，心绞痛，神经性头痛，早期突发性耳聋。也可用于视神经萎缩气滞血瘀证，多见于外伤后或久病后，症见视力昏蒙，眼底视盘色泽淡白或苍白等。	片剂：口服。一次5片，一日3次。颗粒剂：开水冲服。一次1袋，一日3次。	医保
	银杏叶胶囊（片、滴丸、颗粒、口服液、酊剂）	活血化瘀通络。	用于瘀血阻络引起的胸痹心痛、中风、半身不遂、舌强语謇；冠心病稳定型心绞痛、脑梗死见上述证候者。也可用于视神经萎缩气滞血瘀证，多见于外伤后或久病后，症见视力昏蒙，眼底视盘色泽淡白或苍白等。	胶囊：口服。规格（1）一次2粒，规格（2）一次1粒，一日3次；或遵医嘱。片剂：口服。规格（1）一次2片，规格（2）一次1片，一日3次；或遵医嘱。滴丸：口服。规格（1）、（2）一次5丸，一日3次；或遵医嘱。颗粒剂：开水冲服。一次2袋，一日3次。口服液：口服。一次10ml，一日3次，4周一疗程。酊剂：口服。一次2ml，一日3次，可滴入少许温开水中服用；或遵医嘱，儿童酌减。	胶囊、片剂、滴丸：基药，医保颗粒剂、口服液、酊剂：医保
	复方丹参片（颗粒、胶囊、滴丸）	活血化瘀，理气止痛。	用于气滞血瘀所致的胸痹，症见胸闷、心前区刺痛；冠心病心绞痛见上述证候者。也可用于视神经萎缩气滞血瘀证，多见于外伤后或久病后，症见视力昏蒙，眼底视盘色泽淡白或苍白等。	片剂：口服。规格（1）、（3）一次3片，规格（2）一次1片，一日3次。胶囊：口服。一次3粒，一日3次。颗粒剂：口服。一次1袋，一日3次。滴丸：吞服或舌下含服。规格（1）、（2）一次10丸，一日3次，28天为一疗程；或遵医嘱。	片剂、颗粒剂、滴丸：医保，基药胶囊：基药

证型	药物名称	功能	主治病证	用法用量	备注
气滞血瘀证	丹参注射液（片、胶囊、滴注液）	活血化瘀，通脉养心。	用于冠心病胸闷，心绞痛。也可用于视神经萎缩气滞血瘀证，多见于外伤后或久病后，症见视力昏蒙，眼底视盘色泽淡白或苍白等。	注射液：肌内注射，一次2～4ml，一日1～2次；静脉注射，一次4ml（用50%葡萄糖注射液20ml稀释后使用），一日1～2次；静脉滴注，一次10～20ml（用5%葡萄糖注射液100～500ml稀释后使用），一日1次；或遵医嘱。 片剂：口服。一次3～4片，一日3次。 胶囊：口服。一次3～4粒，一日3次。 滴注液：静脉滴注。一次250ml，一日1次；或遵医嘱，儿童酌减。	注射液：医保，基药片剂、胶囊、滴注液：医保
肝肾不足证	明目地黄丸	滋肾，养肝，明目。	用于肝肾阴虚，目涩畏光，视物模糊，迎风流泪。也可用于视神经萎缩肝肾不足证，症见视力渐降，甚至失明，视盘淡白或明显苍白，双眼干涩等。	口服。规格（1）大蜜丸，一次1丸，一日2次。规格（2）水蜜丸，一次6g，一日2次；规格（3）小蜜丸，一次9g，一日2次。规格（4）浓缩丸，一次8～10丸，一日3次。	医保，基药
	杞菊地黄丸（胶囊、片、口服液）	滋肾养肝。	用于肝肾阴亏，眩晕耳鸣，羞明畏光，迎风流泪，视物昏花。也可用于视神经萎缩肝肾不足证，症见视力渐降，甚至失明，视盘淡白或明显苍白等。	丸剂：口服。规格（1）大蜜丸，一次1丸，一日2次。规格（2）浓缩丸，一次8丸，一日3次。规格（3）水蜜丸，一次6g，一日2次。规格（4）、（6）小蜜丸，一次9g，一日2次。规格（5）小蜜丸，一次6g，一日2次。 胶囊：口服。一次5～6粒，一日3次。 片剂：口服。一次3～4片，一日3次。 口服液：口服。一次10ml，一日2次。	丸剂、胶囊、片剂：医保基药口服液：医保

证型	药物名称	功能	主治病证	用法用量	备注
肝肾不足证	左归丸	滋肾补阴。	用于真阴不足，腰酸膝软，盗汗，神疲口燥。也可用于视神经萎缩肝肾不足证，症见视力渐降，甚至失明，视盘淡白或明显苍白等。	口服。一次9g，一日2次。	医保
	复明片（胶囊）	滋肝养肾。	用于视神经萎缩肝肾不足证，症见视力渐降，甚至失明，视盘淡白或明显苍白等。	片剂：口服。一次5片，一日3次。胶囊：口服。一次5粒，一日3次。	丸剂、胶囊：医保
	石斛夜光丸	滋阴补肾，清肝明目。	用于肝肾两亏，阴虚火旺，内障目暗，视物昏花。用于视神经萎缩肝肾不足证，症见视力渐降，视物昏花，直至不辨人物，视盘淡白或明显苍白等。	口服。大蜜丸一次1丸，水蜜丸一次6g，小蜜丸一次9g，一日2次。	医保
气血两虚证	八珍丸（颗粒、胶囊、片）	补益气血。	用于气血两虚，面色萎黄，食欲不振，四肢乏力，月经过多。也可用于视神经萎缩气血两虚证，症见视力渐降，日久失明，视盘多苍白等。	丸剂：口服。规格（1）大蜜丸，一次1丸，一日2次。规格（2）、（4）浓缩丸，一次8丸，一日3次。规格（3）水蜜丸，一次6g，一日2次。颗粒剂：开水冲服。一次1袋，一日2次。胶囊：口服。一次3粒，一日2次。片剂：口服。一次2片，一日2次。	丸剂：基药颗粒剂：基药，医保胶囊：基药片剂：医保

证型	药物名称	功能	主治病证	用法用量	备注
气血两虚证	十全大补丸	温补气血。	用于气血两虚，面色苍白，气短心悸，头晕自汗，体倦乏力，四肢不温，月经量多。也可用于视神经萎缩气血两虚证，症见视力渐降，日久失明，视盘多苍白等。	口服。大蜜丸一次1丸，小蜜丸一次9g，水蜜丸一次6g，一日2～3次；水丸一次6g，一日2次；浓缩丸一次8～10丸，一日3次。	
	归脾丸（合剂、颗粒）	健脾益气，养血安神。	用于心脾两虚，气短心悸，失眠多梦，头晕头昏，肢倦乏力，食欲不振，崩漏便血。也可用于视神经萎缩气血两虚证，症见视力渐降，日久失明，视盘多苍白等。	丸剂：用温开水或生姜汤送服。规格（1）大蜜丸，一次1丸，一日3次。规格（2）浓缩丸，一次8～10丸，一日3次。规格（3）水蜜丸，一次6g，一日3次。规格（4）、（5）、（6）小蜜丸，一次9g，一日3次。合剂：口服。规格（1）、（2）一次10～20ml，一日3次，用时摇匀。颗粒剂：开水冲服。一次2袋，一日3次。	丸剂、合剂：基药、医保颗粒剂：药典、医保
	人参归脾丸	益气补血，健脾养心。	用于视神经萎缩气血两虚证，症见视力渐降，日久失明，视盘多苍白等。	口服。大蜜丸一次1丸，小蜜丸一次9g，水蜜丸一次6g，一日2次。	医保
	人参养荣丸	温补气血。	用于心脾不足，气血两亏，形瘦神疲，食少便溏，病后虚弱。也可用于视神经萎缩气血两虚证，症见视力渐降，日久失明，视盘多苍白等。	口服。大蜜丸一次1丸，水蜜丸一次6g，一日1～2次。	医保

图书在版编目（CIP）数据

常见病中成药临床合理使用丛书. 眼科分册 / 张伯礼，高学敏主编；金明分册主编. —北京：华夏出版社，2015.1
ISBN 978-7-5080-8358-2

Ⅰ. ①常… Ⅱ. ①张… ②高… ③金… Ⅲ. ①眼病－常见病－中成药－用药法 Ⅳ. ①R286

中国版本图书馆 CIP 数据核字(2014)第 304357 号

眼科分册

主　　编　金　明
责任编辑　梁学超

出版发行　华夏出版社
经　　销　新华书店
印　　刷　三河市少明印务有限公司
装　　订　三河市少明印务有限公司
版　　次　2015 年 1 月北京第 1 版
　　　　　2015 年 7 月北京第 1 次印刷
开　　本　880×1230　1/32 开
印　　张　6.5
字　　数　140 千字
定　　价　26.00 元

华夏出版社　地址：北京市东直门外香河园北里 4 号　邮编：100028
网址:www.hxph.com.cn　电话：（010）64663331（转）
若发现本版图书有印装质量问题，请与我社营销中心联系调换。